Cáncer y Enfermedades Autoinmunes

Revertidos por la nutrición

(Diabetes, hipertensión arterial, artritis, artrosis, lupus, fibromialgia, asma, esclerodermia, eczema, alergias, infertilidad funcional, Parkinson, Alzheimer, y otras) …

PUEDEN SER REVERTIDOS POR LA NUTRICIÓN

Dr. Gerson M. Castillo

Dr. Gerson M. Castillo

CARÁTULA

Cáncer y Enfermedades Autoinmunes
Revertidos por la nutrición

Autor:

Dr. Gerson M. Castillo

2024

ISBN-13: 9798862397697

Imprint: Independently published

Versión: 2.00

Dr. Gerson M. Castillo

DEDICATORIA

A Nuestro Dios el Médico Divino. A mis pacientes y colaboradores.

Dr. Gerson M. Castillo

ÍNDICE

Dr. Gerson M. Castillo

AGRADECIMIENTOS

Mis más sincera gratitud a mi muy respetado amigo, Teólogo Académico, Maestro y Autor de numerosos libros y Manuales Teológicos, Ingeniero Héctor Vidales, sin cuya impagable ayuda y trabajo editorial esta edición difícilmente hubiera podido ser publicada.

Mis sinceros agradecimientos también a mis pacientes por su valiosísima colaboración y voluntad para compartir sus experiencias mencionadas en este libro.

Dr. Gerson M. Castillo

Dr. Gerson M. Castillo

INTRODUCCIÓN

COMENTARIOS INTRODUCTORIOS

Antes de entrar en materia necesito aclarar algunos puntos importantes, a fin de evitar malentendidos o suscitar falsas esperanzas.

Lo primero, es dejar en claro que los casos compilados en esta publicación son exclusivamente resultado de mi experiencia personal, como médico, en mi practica de la Medicina de Estilo de Vida con énfasis en la Nutrición, y sin el respaldo deseado de estudios clínicos publicados en revistas médicas, por la simple razón de que no los había; aunque, últimamente, la Ciencia Médica parece estar despertando hacia lo natural y nutricional en el manejo de algunas dolencias.

Lo siguiente, es el hecho de que, a pesar de ser todos casos reales y de personas que aún viven, por razón de un tema legal y a fin de proteger la privacidad de los aludidos, los nombres usados son ficticios; a excepción de mi hermana, cuyo caso ha sido mostrado en la televisión abierta en su país de residencia.

CAPÍTULO **1**

01 IGNACIA

Era un día de pleno verano en Chile, específicamente 2 de enero, y la primera paciente que entró a mi consulta, como para comenzar el nuevo año, (el día 1 es feriado), fue Ignacia.

Una mujer aún joven, en malas condiciones generales, se veía cansada y triste. Al preguntarle sobre el motivo de su consulta comprendí de inmediato la razón de su tristeza: me dijo simple y llanamente toda la verdad:

"Tengo un cáncer gástrico ya diseminado por todo el abdomen, sin posibilidad de ningún tratamiento, apenas paliativos, estoy en el programa de Hospicio – programa que acoge a los enfermos terminales – y tengo fecha de muerte para febrero; lo peor de todo es que tengo dos hijos aun pequeños".

Como para partirle el alma al más duro! sólo que, como médico, no puedes dejarte llevar por las emociones y quedarte a llorar con tus pacientes. Ellos vienen a ti en busca de ayuda y eso es lo que debes otorgarles.

"Una cosa es lo que la Ciencia Médica diga y otra cosa es lo que Dios diga, y que pueden ser muy diferentes", fue mi respuesta, como médico cristiano.

Luego le expliqué que el cáncer se podría comparar a una bomba que viene cayendo y que explota al tocar tierra, y en su caso, aparentemente, ya estaba muy cerca de hacerlo; aunque uno, como médico, trata de detenerla y evitar que alcance el objetivo y explote; sólo que en su caso esta bomba estaba muy cerca del suelo. Sin embargo, le aseguré que eso no era motivo para no intentar una terapia nutricional. Además de que esa era la única opción que podía ofrecerle.

Comenzó su tratamiento ese mismo día; y pasó enero, febrero, marzo, abril y todo ese año. Se murieron todos los que estaban en el programa de Hospicio donde estaba ella, pero ella no sólo no se murió, sino que se recuperó completamente.

Para mitad de ese año ya estaba totalmente recuperada, y sus oncólogos la declararon sana y sin cáncer.

Al año siguiente vino un par de veces a control médico, pero sólo para comprobar cuán bien estaba.

Infelizmente, para el tercer año no regresó ni siquiera a control, pero me enteré de que al final de ese año había fallecido de cáncer.

Basado en otras experiencias con pacientes con cáncer, me atrevo a decir que lo más probable es que haya regresado a su estilo de vida antiguo y el cáncer también volvió. No puedo decir si fue el mismo cáncer u otro distinto, solo me enteré de que había fallecido de cáncer.

El cáncer es cáncer, y no importa el origen primario o el tipo de células que lo componen, mata igual, aunque algunos tipos son más agresivos que otros.

Te comparto esta historia para demostrarte dos puntos muy importantes: uno, que el cáncer sí puede ser revertido y curado, incluso independientemente del estadio o grado de avance en que se encuentre, aun en casos tan extremos como el de Ignacia. Lo cual tampoco significa que todos los casos de cáncer se reviertan y respondan de igual manera a la terapia de Estilo de Vida.

El otro punto es que, una vez que te recuperas, no puedes volver al mismo estilo de vida ni a comer lo que comías antes del episodio neoplásico, ya que ese estilo de vida y ese tipo de comida fue justamente lo que te lo condicionó.

Esto que te acabo de decir, como te explicaré más adelante, queda comprobado por el hecho de que, inicialmente, cuando ella vino con su primera tragedia, al modificar el estilo de vida y la dieta, el caso se resolvió.

Indudablemente, la dieta anticáncer estricta, como la que se exige en una terapia curativa, te adelanto desde ya, por si tienes aprehensiones al respecto, no es necesaria continuarla para toda la vida. Te puedes relajar hasta cierto punto, pero nunca al punto de regresar a tus antiguos hábitos que te llevaron a la condición inicial.

CAPÍTULO **2**

02 QUÉ ES EL CÁNCER.

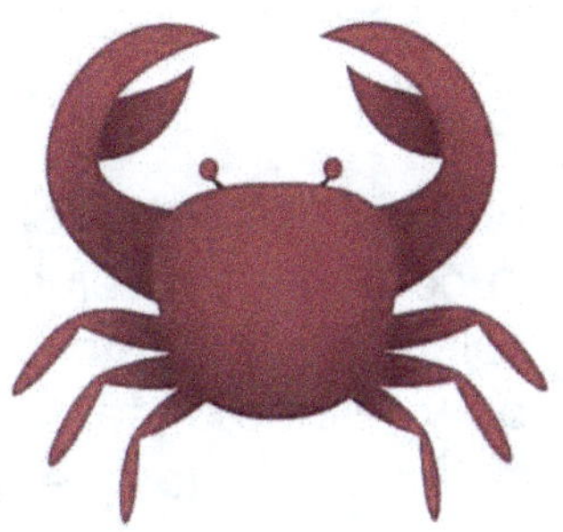

La palabra cáncer significa cangrejo. De ahí que el símbolo de cáncer en el horóscopo es un cangrejo. Los antiguos eran muy originales para sus nombres, veían en las estrellas animales y objetos donde, aun hasta el día de hoy con todo y los programas que te ofrece el celular para identificar las estrellas, a mí me cuesta ver lo que ellos decían ver a ojos desnudos.

Según la Historia de la Medicina, aparentemente fue la dureza y las ramificaciones de los cánceres subcutáneos, que era lo único que podían ver y palpar -pues no contaban con la tecnología que tenemos hoy - lo que les hizo imaginar lo que les parecía un cangrejo, y lo llamaron la enfermedad del cangrejo.

La palabra griega karkinos que significa cangrejo deriva, a su vez del sanscrito karkah, que es cangrejo, y de su raíz kar que significa duro.

De hecho, los griegos fueron los primeros en nombrar los tumores como karkinomas, y de esta palabra deriva el término actual, en español, carcinoma.

Otro término para cáncer es neoplasia que significa "nueva formación" para referirse al hecho de que las células cancerosas aparecen y se multiplican sin un control genético como las células normales.

Actualmente, sabemos lo que es el cáncer, por lo me-nos anatómicamente: un conjunto de células "inmortales" que se multiplican descontrolada y rápidamente, que son capaces de invadir otros órganos y tejidos distantes y distintos a su sitio de origen, y no se detienen hasta que acaban con la vida de su víctima.

Digo que son células inmortales porque no mueren espontáneamente, por eso hay que "matarlas" con agentes externos, como drogas toxicas y radiaciones letales.

Por su parte, las células normales tienen la capacidad de "suicidarse" cuando están dañadas o son incapaces de cumplir sus funciones adecuadamente, proceso que se denomina "apoptosis celular", y ocurre en forma controlada sin afectar las células vecinas.

Pero esto no sucede con las células cancerosas, las cuales, si tienen de donde nutrirse, no dejan de multiplicarse y son, prácticamente, inmortales.

CAPÍTULO 3

03 CAUSAS DE CÁNCER

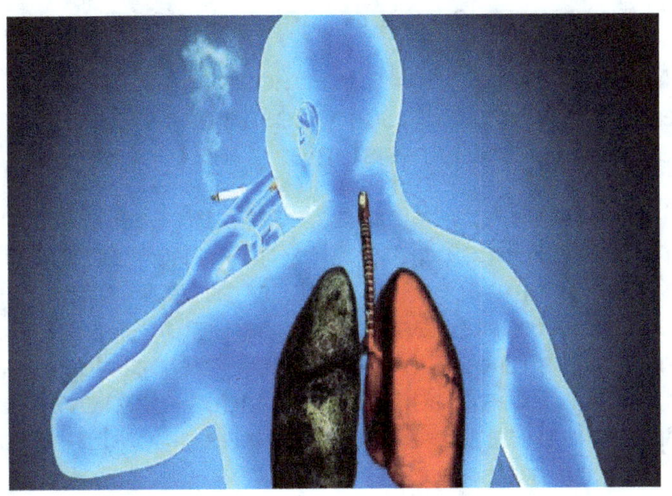

Aunque parezca increíble luego de más de 200 años de investigación y de haber gastado trillones de dólares en el mundo entero, aun no conocemos la causa exacta que provoca el cáncer.

Lo que conocemos es que hay muchos factores o elementos involucrados, tales como algunos virus (específicamente, por ejemplo, el VPH, virus del papiloma humano), el tabaco, el alcohol, algunas irradiaciones electromagnéticas de algunos equipos médicos, el asbesto, los rayos ultravioleta provenientes del sol, el consumo frecuente de productos de origen animal, y muchos otros; conocimiento que por lo menos nos sirve para prevenir algunos casos.

De otro lado está el hecho de que mientras no conoz-camos la causa exacta seguiremos dando "palos de ciego" en el tratamiento, pues al conocer la causa - como en el caso de las enfermedades infecciosas en que aplicamos el antibiótico preciso para un determinado tipo de bacterias y terminamos con la enfermedad – la ciencia está sólo tratando de eliminar los efectos de una causa desconocida, y esa es la razón de todo el fracaso en la terapia contra el cáncer.

Por supuesto, no todos los cánceres son iguales. Hay algunos que son mucho más invasivos que otros, o son más agresivos o más resistentes a las terapias.

No obstante, hay algunas cosas que sabemos y que, en general, en la Oncología actual, no se aplican al tratamiento, como lo es el hecho de saber que el cáncer no es ni infeccioso, ni contagioso, ni transmisible, ni hereditario, lo cual nos muestra que, al igual que otras patologías similares, como la diabetes, las enfermedades cardiovasculares, la osteoporosis, y otras, el cáncer no es sino el resultado de un estilo de vida malsano.

De hecho, el cáncer está en el primer lugar de la lista de enfermedades actualmente denominadas, por lo menos en EE.UU., "enfermedades no-comunicables", consideradas todas como resultado de un estilo de vida erróneo, lo cual no hace sino comprobar el origen básico de esta patología.

Lo único que tenemos que preguntarnos es: ¿Qué hay en estilo de vida que hace que las células se descontrolen y se multipliquen tan desenfrenadamente?

Para actuar a este nivel no necesitamos entender hasta el último eslabón de la cadena. Basta con lo que sabemos.

En mi experiencia como médico, por más de cuatro décadas, he visto , y la ciencia actual lo está avalando, que si modificamos nuestro estilo de vida, especialmente en lo que se refiere a la alimentación, no sólo podremos evitar una gran cantidad de cánceres, sino que seremos capaces de revertir también una gran cantidad de casos, salvando muchas vida y evitando y aliviando mucho sufrimiento.

El caso de Ignacia es uno de los muchos que tengo para compartirte, a fin de que puedas entender por dónde va la solución y te atrevas a probarlo en ti mismo o en ti misma; o en tus seres queridos; o en alguien a quien quieras ayudar.

Los casos que te comparto son casos reales, de gente que hoy están vivos después de haber sido víctimas de un cáncer y que están dispuestos a compartir su historia, si alguien quisiera constatar.

CAPÍTULO **4**

04 CASOS RECUPERADOS

I.   Hugo

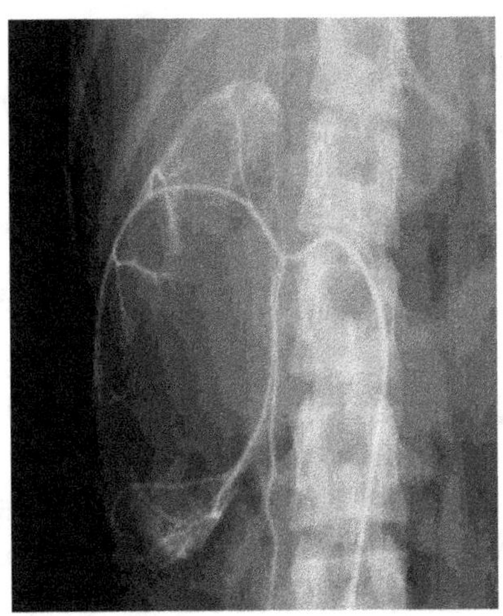

Hugo, un amigo de muchos años, me consultó un día por molestias abdominales.

Como fue consulta "de calle" le di alguna indicación simple pensando que no era nada complejo.

A la semana siguiente me pidió una consulta de oficina, y ahí, al examinarlo, note que tenía una "masa" en el abdomen, por debajo del hígado.

Ese mismo día hicimos estudios de imágenes y descubrimos que su problema era una hidronefrosis, esto es, un riñón aumentado de volumen debido a un bloqueo en el drenaje de la orina.

Seguimos buscando, y encontramos que el bloqueo estaba justo en la unión del uréter con la vejiga.

(Para ser consecuente con quienes no entienden estos términos anatómicos, el uréter, o los uréteres, porque son dos, uno a izquierda y otro a derecha, son delgados tubos que conectan los riñones con la vejiga, por los cuales desciende la orina excretada por los riñones).

Infelizmente, no quedaba otra cosa por hacer que extirpar el riñón que ya estaba dañado y no funcionaba, y sólo provocaba molestias, para luego preocuparnos de obstrucción en el extremo distal del uréter.

La biopsia mostró que se trataba de un cáncer y, estando aun en el hospital, lo tomó el equipo de oncología para proponerle un tratamiento de "quimioterapia".

En realidad "quimioterapia" implica cualquier tratamiento de cualquier enfermedad con sustancias químicas, como lo son los antibióticos, los analgésicos, las hormonas, etc., sólo que, por costumbre, se ha dado en referirse como quimioterapia únicamente a los fármacos usados en el tratamiento del cáncer, pero no es correcto.

De cualquier manera, para facilitar la comprensión de todos, en esta edición, cuando se use el vocablo quimio–terapia o "quimio" se debe entender que se está refiriendo exclusivamente a los fármacos usados en la terapia del cáncer.

Mientras esperaba su turno, Hugo inició de inmediato su terapia nutricional, a la vez que me preguntaba si tomaba o no el tratamiento quimioterapéutico que le proponían los oncólogos.

Por mi parte nunca me he opuesto a las terapias que la Medicina ofrece. Es más, he visto en mi práctica médica que si complementamos la quimioterapia con la nutrición adecuada y correcta los resultados parecen ser mejores, aunque tengo casos como el de Ignacia en que sólo se podía recurrir a la nutrición y los resultados fueron más que excelentes.

Mi respuesta para Hugo fue que si alguien le regalaba la quimio, que tomara el tratamiento; porque tristemente en ese momento no tenía un seguro médico que lo cubriera, ni los recursos necesarios para sufragar el costo de la terapia.

Por gracia de Dios, alguien le ofreció pagar su tratamiento y pudo iniciar su terapia con quimio. Curiosamente, la quimio no parecía afectarlo en nada, y se la suspendieron como en la tercera o cuarta dosis.

La razón fue que Hugo llegaba caminando a su terapia, y luego salía caminando del hospital apenas terminaba su sesión. Tampoco usaba mascarilla y comía todo crudo. El equipo médico estaba sorprendido de su reacción.

De esto han pasado más de 15 años y Hugo está perfectamente bien de salud, trabajando y feliz con su familia.

II. Doña Maruca

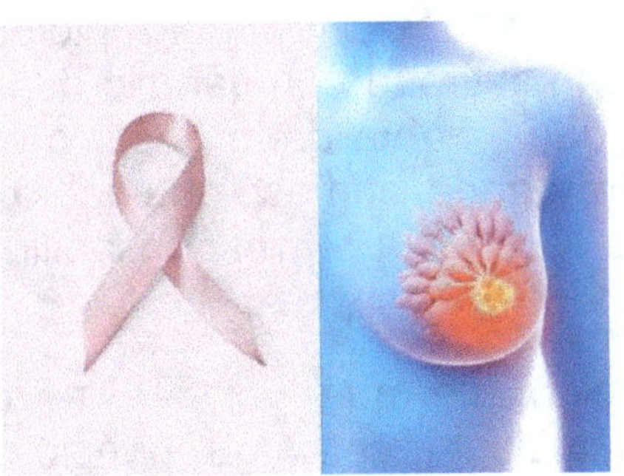

Otra paciente, doña Maruca , madre de cuatro hijos, el último, de apenas cuatro años, me pidió que la visitara en su domicilio porque estaba en cama, durante una visita que me tocó hacer a su país.

Su historia había comenzado dos años antes con un cáncer mamario bastante agresivo que la obligó a someterse a una extirpación total de la glándula, y luego a un tratamiento de quimioterapia por 6 meses.

Infelizmente, a pesar de todo el esfuerzo, para el tercer año el cáncer había recurrido por sobre la cicatriz operatoria.

A esto se agregaba una crisis familiar y un cuadro depresivo que la llevó a rechazar cualquier terapia propuesta por el equipo oncológico de la clínica que atendía su caso; razón por la cual me pidió que, si era posible, la ayudara.

Una paciente muy responsable y cooperadora como pocas, siguió la terapia nutricional al pie de la letra. Ella misma se las ingeniaba para preparar los mejores platos crudos, repletos de micronutrientes, y hasta les daba clases a otros pacientes. (Más adelante te explicaré esto de los micronutrientes).

Su caso respondió en forma admirable a la terapia y ella se restableció completamente en cosa de pocos meses, al punto que el mismo equipo oncológico volvió a ver su caso y la declararon "libre de todo cáncer".

Dos años después me habló pidiendo instrucciones porque le habían extirpado un ganglio de la cadena cervical, (en el cuello) que había dado positivo en la biopsia; pero también, al interrogarla, confesó que había vuelto a la comida habitual y que reconocía su responsabilidad en este nuevo problema.

La indicación fue que volviera a retomar el mismo tratamiento nutricional como al principio; y en cosa de semanas no había más células malignas presentes.

Eso la llevó a decidir mantener una forma saludable de alimentación y alejarse definitivamente de toda comida peligrosa para su cuerpo.

De eso han transcurrido más de 20 años, y la última vez que visité su país me enteré de que, aún estaba bien y andaba de viaje por algún otro sitio.

También me enteré de que en ese país, cuando tienes alguna enfermedad invalidante o catastrófica, como un cáncer, por ejemplo, que te impide trabajar, puedes solicitar una especie de jubilación anticipada de parte del gobierno, que puede ser hasta con el 100% del salario regular que percibías mientras trabajabas, y que fue lo que a ella le asignaron, seguramente pensando que se iba a morir ese mismo año. Con ese dinero educó a sus hijos y ha vivido holgadamente todos estos años, pues era una ejecutiva bancaria.

III. Blanca

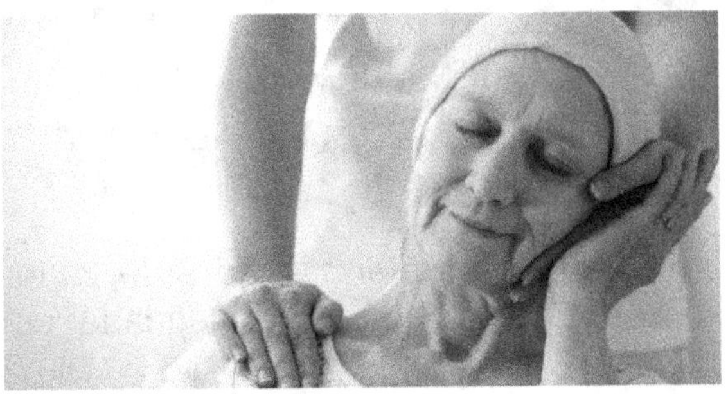

Blanca vive cerca de mi casa. Una señora ya mayor, a quien su yerno me pidió que visitara en un hospital en otra ciudad vecina. Su caso era nada de simple, un tumor cerebral de origen maligno.

Era ya tarde en la noche cuando la pudimos ver, pero apenas para explicarle que mientras estuviera hospitalizada yo no podría hacer nada por ella.

De todos modos me pidió que le explicara con detalles en qué consistía el tratamiento nutricional, y luego de explicarle me prometió que apenas la dieran de alta me buscaría para comenzarlo.

Salió del hospital donde no le dieron mucha esperanza, pero ella se aferró a la vida y con mucha fe realizó la terapia nutricional.

De eso han pasado ya varios años, pero Blanca sigue en buena salud y mejores años sin apartarse de su nueva forma de alimentarse a la que debe gran parte de su recuperación; la otra parte ella la atribuye a su fe en Dios.

IV. Malena

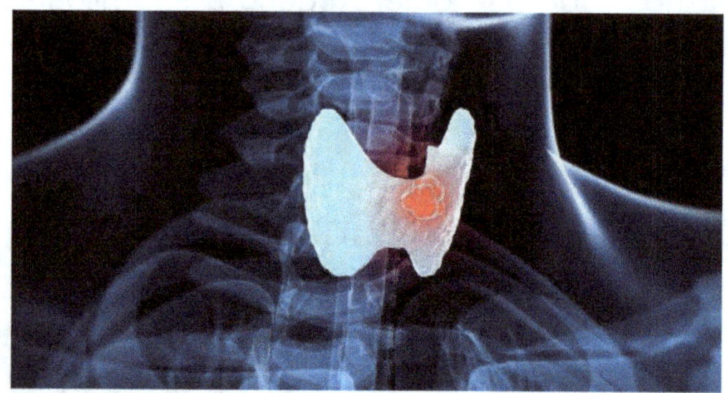

Otro caso es el de Malena, madre de varios hijos quien, a la edad de 40 años fue diagnosticada con un cáncer tiroideo.

Junto con su terapia farmacológica ella llevo el tratamiento nutricional al pie de la letra.

Recuerdo que su esposo me acusaba de estarla "matando de hambre", en circunstancias que era el cáncer el que la quería matar.

Felizmente Malena no claudicó ni se desanimó frente a las acusaciones de su esposo.

Se recuperó completamente.

Más tarde, su esposo tuvo la gentileza de disculparse conmigo, porque, honestamente, él estaba convencido que yo, en lugar de ayudarla, estaba perjudicando a su esposa.

V. Doña Rosa

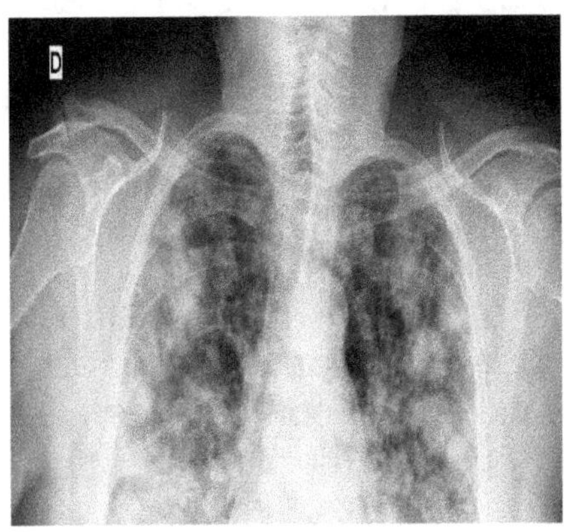

Doña Rosa vive en California, en una ciudad cerca del desierto que separa EE,UU. de México.

Su esposo me pidió que la visitara en su casa en una ocasión en que me invitaron a dar conferencias en una ciudad comarcana.

Su caso era un cáncer pulmonar avanzado, estadio 4, con algunos drenajes que le ayudaban a eliminar un hidrotórax (liquido acumulado alrededor de los pulmones) formado a causa de su lesión cancerosa.

Mientras le explicaba en qué consistía la terapia nutricional, doña Rosa se resistía diciendo que a ella no le gustaba la fruta.

Pero su esposo, como buen latino, me pedía que no me preocupara que él iba a hacer que su mujer se "tragara" todo el tratamiento.

Recuerdo que doña Rosa lloraba mucho y hablaba con cierta dificultad debido a su problema pulmonar, pero no lloraba por dolor, sino más bien por desesperanza, frente a una muerte inminente.

Semanas más tarde le pregunté a su esposo por teléfono cómo iba su esposa con el tratamiento y me aseguró que estaba marchando bien.

Como a los 3 meses después de esa primera visita lo encontré al esposo por mi propia ciudad, y al preguntarle cómo estaba su esposa me dijo textualmente: "yo creo que bien, hasta me grita de nuevo!".

Un día que él estaba en la cocina y su esposa en la recamara, escucho un llamado de esos de los tiempos pasados, y entonces, me contó que en ese momento pensó "Ah, esta mujer ya no se murió!"

No era que él quería que se muriera, sino que comprobó que ya tenía nuevos pulmones y que se había recuperado completamente.

La última vez que pregunté por ella, Rosa ya andaba manejando de nuevo y había regresado a trabajar.

VI. Fátima

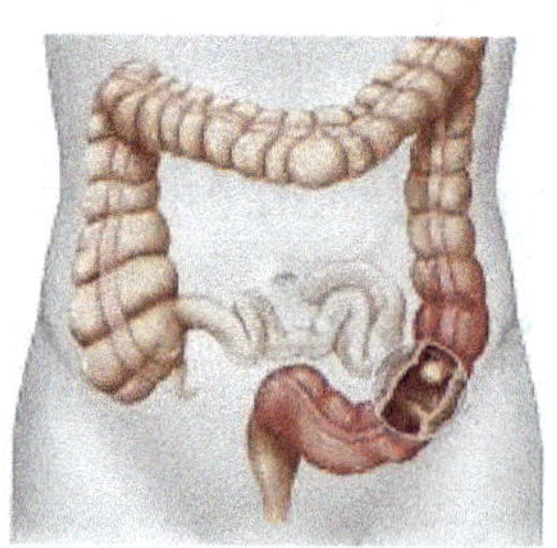

Fátima, una ancianita brasileña vino a mi consulta porque le habían detectado un cáncer incipiente de colon.

Su médico le había sugerido una cirugía, pero ella le tenía miedo al proceso y quería evitarlo, de ser posible.

Frente al cáncer, personalmente, siempre he sido de la idea de que, de ser posible, es mejor extirpar el tumor, y de esa manera dejarle menos trabajo al organismo con el cual lidiar.

Así que le aconsejé que se operara, pero antes yo le iba a dar una terapia nutricional a fin de prepararla para la cirugía, a fin de que pudiera recuperarse más rápido, advirtiéndole que después de la cirugía le iba a completar la terapia nutricional para eliminar el cáncer del todo.

Por gracia de Dios todo salió bien y ella se recuperó completamente, a pesar de que ya tenía 81 años.

Dos años después me invitaron a dar una conferencia en la iglesia de la cual ella era miembro, cosa que yo no sabía, pero como siempre que voy a algún lugar acostumbro a preguntar si por ventura hay alguien entre los presentes que haya sido mi paciente, y esa vez también pregunté.

Para mi sorpresa y alegría ahí estaba Fátima de pie, como por el centro de la sala, mientras me decía: "Yo!!

- Tengo 83 años y, después de Dios, a ti te debo la vida". Fue reconfortante encontrar a la abuela.

Pero la historia no termina ahí, porque justo dos años más tarde llegué a esa misma iglesia a dar otra conferencia y, como de costumbre, hice la misma pregunta.

Y de nuevo Fátima, más o menos desde el mismo lugar, puesta de pie me responde:

-"Yo!!

- Tengo 85 años y, después de Dios, a ti te debo la vida". Otra vez fue una gran alegría encontrar a la abuela.

Falleció a los 87 años, pero no de cáncer.

VII. Milka

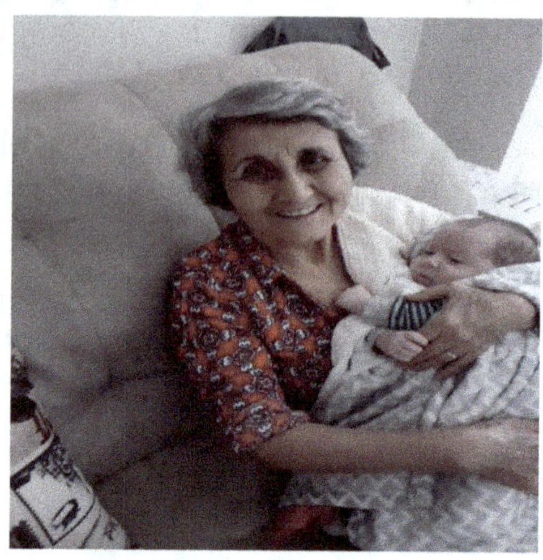

Una última historia, por si alguien piensa que estoy inventando, esta es la historia de la menor de mis cuatro hermanas y la menor de la familia, de ocho hermanos en total.

A los 60 años de edad, le descubrieron un cáncer en un seno: Un adenoma infiltrante.

De inmediato comenzó con la terapia nutricional; aunque, como primera medida, los oncólogos propusieron remover el tumor y se procedió a la cirugía.

Después de la cirugía los oncólogos propusieron quimioterapia, cosa que mi hermana se resistía a aceptar pues pensaba que con la cirugía el problema ya había quedado resuelto.

Pero el tumor volvió a crecer, ahora a nivel axilar, producto de una metástasis ganglionar.

Una mujer de mucha fe, mi hermana apostaba y rogaba por una recuperación absolutamente natural, mientras seguía con un estricto tratamiento nutricional y natural.

Todo esto ocurrió entre los años 2016 y 2017.

En el verano de 2018 yo viaje desde EE.UU. y ella desde Brasil, país donde reside, a Chile, y por un mes entero estuvo sometida a una terapia nutricional aún más rigurosa en un Centro de Vida Sana, propiedad de uno de nuestros hermanos mayores, en Antuco, al pie de la cordillera de Los Andes. www.soldeantuco.org es la dirección de su página, por si alguien deseara alguna información con respecto a este Centro.

Sin embargo, a pesar de todo el esfuerzo y sacrificio, no se vio la mejoría que esperábamos y, además, ya tenía bastante dolor en el brazo correspondiente aunque seguía con la terapia nutricional, geoterapia (arcilla) y rogando a Dios por su recuperación.

El año siguiente, 2019. Después de 3 años desde la cirugía, mi hermana decidió someterse a la quimioterapia, con el objetivo de reducir el tamaño del tumor axilar, para luego proceder a la extirpación quirúrgica del mismo que, para ese entonces, ya media unos cuantos centímetros de diámetro.

No obstante, antes de iniciar la terapia, sus oncólogos quisieron hacer un estudio con radioisótopos para detectar metástasis, pues después de tres años, para ese tipo de tumor, lo único que se podía esperar eran metástasis a todo nivel, y no tendría sentido hacer una terapia química o quirúrgica si el cáncer estaba regado por todas partes.

Para sorpresa de todos, no había ninguna metástasis, lo cual no deja de ser un milagro. La fe en Dios y la terapia nutricional frenaron las metástasis. No hay otra explicación.

En diciembre de ese año, después de la quimio, mi hermana fue sometida a la cirugía, donde encontraron un tumor bastante necrosado, pero encapsulado, que fue posible remover casi en su totalidad. La radioterapia, la dieta y la fe completaron el trabajo para febrero 2020.

Hoy, más de 6 años después de su diagnóstico, mi hermana goza de perfecta salud y, por gracia de Dios, se encuentra totalmente libre de su cáncer.

La foto que compaña a este artículo es posterior a su episodio, totalmente recuperada y feliz arrullando a su nieto recién nacido.

Capítulo 5

05 Diabetes Tipo 2

La diabetes es una enfermedad crónica, sistémica, progresiva, catalogada como incurable, e invariablemente fatal, que antes de matarte te hace la vida miserable, te deja impotente, si eres hombre, o infértil, si eres mujer.

Además, te puede dejar ciego, amputado, discapacitado, arruinado y en diálisis para el resto de tus días, que no serán muchos, para finalmente matarte de un infarto, un accidente vascular encefálico o una falla sistémica total.

Sin embargo, con todo y lo nefasta que puede ser esta dolencia, no es cierto que es incurable, o irreversible, si prefieres ese término.

Para demostrarte esta aseveración te transfiero un par de casos de pacientes recuperados de diabetes 2, descritos en mi libro titulado " 8 Grandes Engaños Sobre la Diabetes 2 ", que lo puedes encontrar igualmente en Amazon.

I.   Miko

Es un empresario de California, 48 años de edad, llegó a mi consulta en regulares condiciones generales y con pésimos antecedentes familiares. Ambos padres habían sucumbido a la diabetes, su hermana mayor ya había sido amputada de una de sus piernas por diabetes, su hermano mayor estaba en diálisis por la misma razón, y él, (Miko) tenía glicemias altas y síntomas de neuropatías en ambas piernas; a pesar de estar en tratamiento con un especialista en diabetes. Su mayor temor, que fue la razón que lo llevó a mi consulta, era que, en algún momento llegara a sufrir amputaciones al igual que su hermana.

Le indiqué el tratamiento, volvió a control al mes

siguiente. Esta vez venía acompañado de su esposa quien, movida tal vez más por la curiosidad que por otra razón, quería conocer a este médico "araucano" - pues su esposo estaba siendo tratado nada menos que por profesores de un prestigiosa Universidad, (en la cual yo mismo había hecho una pasantía en Medicina Nuclear), aunque sin resultados aparentes – y ella, que casualmente trabajaba en esa misma Universidad, podía comparar los resultados y no dejaba de estar sorprendida.

Luego de esa visita, Miko desapareció. No lo vi más. Yo siempre sabía que estaba bien por medio de un amigo común, el mismo que le recomendó que viniera a mi consulta la primera vez, y que trabajaba para él.

Pasó casi un año, hasta que un día me informé que estaba construyendo un edificio en las cercanías, pues es dueño de una empresa constructora, y me fui buscarlo a su trabajo. Mi esposa estaba conmigo y puede testificar que lo que digo es cierto. Me contó que su hermana y su hermano ambos habían fallecido durante ese año. Ninguno de los dos quiso intentar el tratamiento que él había hecho por considerarlo demasiado tarde para ellos.

Por su parte, Miko, estaba de alta, su médico le había suspendido todas las medicinas, no tenía ningún problema con sus piernas, la neuropatía había desaparecido por completo y ahora estaba trabajando como cuando era chiquillo.

Han pasado ya varios años, nunca más lo he visto, sólo me entero de que está bien cuando viene alguna otra persona a la consulta recomendada por él o porque le pregunto a nuestro común amigo.

Te comparto esta historia como un pequeño ejemplo de que tan tremendo problema, que afecta a la Humanidad entera, como lo es la diabetes y sus desastrosas complicaciones, tiene una solución simple y sencilla cuando se consideran y se tratan las verdaderas causas que la provocan.

II. JUAN

Es un hacendado comarcano, de 1.80 mt. de estatura y 120 kg de peso, llego a mi clínica en Los Ángeles, Chile, atraído por un programa de desintoxicación de diez días de duración.

Como primer paso había que explicarle en qué consistía el programa y tal vez lo más relevante del mismo era que por diez días su comida sería sólo frutas frescas, nada más, ni ensaladas, ni pan, ni jugos, etc. Me interrumpió para decirme que no podía comer fruta y al preguntarle la razón respondió que se debía a que era "diabético". –"¿Y eso qué tiene que ver con nada?", le pregunté. –"Todos los médicos saben que un diabético no puede comer fruta", fue su respuesta. –"Yo no sabía", le aseguré, poniendo cara de menso. – "Pero si quieres que te ayude, tendrás que comer sólo fruta", le insistí. –"Bueno, usted sabrá", agregó, como desafiándome. –"Claro que sé, por eso tengo una clínica", fue mi defensa.

Ese mismo día comenzamos el programa. Por cierto, en una clínica de salud natural tienes, además de la comida, sauna, masajes, ejercicios, barro, etc. (el barro, dijo un humorista chileno, es "por si falla el tratamiento, para que se vayan acostumbrando a la tierra"), cierto o no, por lo menos los tonifica, les hermosea la piel y les alegra el ánimo, además de ser curativo para muchas cosas.

Como era aledaño, le ofrecí que fuera a dormir a su casa por las noches, con el compromiso de no comer nada y de regresar a primera hora por la mañana.

(De paso, si alguien se asusta pensando que comiendo sólo fruta, que según muchos creen "no es comida", te vas a "morir de hambre", te tengo buenas noticias: si comes fruta en cantidad suficiente no te da hambre, por lo menos no antes de unas cuantas horas ni tampoco te desesperas por comer cualquier cosa).

A la mañana siguiente Juan llegó un poco preocupado, pues según él le había subido la glicemia más de la cuenta. Relataba que por diez años la había mantenido en 200 (lo cual ya es el doble de lo normal) y ahora le había subido por sobre 230 o más. Al preguntarle a qué hora se había medido la glicemia me informó que había sido la noche anterior antes de dormir. Le pedí que se midiera en ese momento en ayunas antes de comenzar la terapia, mientras yo iba por alguna cosa. Al regresar, lo noté más confundido. Cuando me mostró la pantalla de su monitor mostraba 134, una cifra que, de acuerdo con su propia confesión, no había tenido "en diez años".

Al preguntarle por la razón de su confusión me preguntó con incredulidad: -"¿Pero a dónde se fue el azúcar de toda la fruta que comí ayer? -"Ese no es tu problema", le contesté "con que yo sepa es suficiente, pues yo soy el médico aquí, pero, para tu tranquilidad, te puedo explicar"; y le expliqué. –"¿Y ahora qué hacemos?, le pregunté. "¿Le seguimos o no le seguimos?" - "Le seguimos", fue su respuesta. Entonces tomé una hoja en blanco y se la puse en sus manos. –"Por incrédulo te vas a picar en la mañana y en la noche y vas a anotar los valores con tu puño y letra en esta hoja"

Demás está decirles que ya para el tercer día su glicemia estaba en valores totalmente normales.

A mitad de semana me encontró en un pasillo y me preguntó si acaso sabía que él tenía la presión alta. Le contesté que sí y le pregunté si se estaba tomando sus medicinas que le había recetado su médico. -"Porque esa te la pensaba cobrar aparte", le dije bromeando. Su respuesta fue interesante -"No, porque yo pensé que si este tratamiento era bueno para la diabetes debería ser también bueno para la presión, así que dejé de tomarlas".

Viendo que se había adelantado al juego, les pedí a las enfermeras que lo controlaran por lo menos dos veces por día y que registraran los valores en su hoja clínica.

Terminados los diez días, nos sentamos a evaluar los resultados: en sólo diez días Juan había bajado 10 kilos (22 libras), se le había normalizado totalmente su glicemia y lo mismo ocurrió con su presión arterial.

Al despedirse, me dijo: -"Tengo una sola duda" -"¿De qué se trata?" -"¿Significa esto que todos los médico que me han tratado por estos diez años están equivocados?" -"No puedo hablar por ellos", le aseguré, "pero una cosa puedo decirte, creo que yo no estoy equivocado" -"Eso mismo creo yo", me respondió, y se marchó. De esto han pasado unos 20 años, y no lo he vuelto a ver, aunque me he enterado por amigos comunes que anda por ahí vivo y bien. Pero sé dónde encontrarlo, si alguien quisiera corroborar lo sucedido.

III.   MADUNGO

Edad: 65 años, diabético antiguo, en tratamiento con insulina, llegó a mi consulta con una úlcera diabética que le abarcaba gran parte del tercio medio anterior de su pierna izquierda.

Es más, estaba hospitalizado en espera de ser amputado de gran parte de su extremidad debido a que su úlcera se había tornado intratable después de casi dos años de curaciones.

Nunca supe cómo consiguió evadirse del hospital, tal vez exigió el alta "bajo su entera responsabilidad", el hecho es que llego a mi consulta.

Un excelente paciente, con ganas de recuperarse, pero sobre todo de escaparse a la amputación, siguió las instrucciones al pie de la letra; incluso regresó otro día con su esposa para estar bien seguro de que había entendido todo correctamente. A las dos semanas vino a su primer control y ya se apreciaba una notable mejoría. Le tomó sólo seis semanas para que la herida sanara completamente sin dejar secuelas de ningún tipo, tanto fue así, que ese fin de semana lo busqué porque lo quería presentar como testimonio en una conferencia y fue imposible ubicarlo porque, según su esposa, se había calzado sus botas vaqueras y se había ido a trabajar al campo, a donde no había podido ir desde hacía muchos meses.

IV.   JULIAN

Es un amigo de la infancia, es portador de un cuadro diabético de larga evolución, insulino-dependiente de inyectarse 70 unidades (50 de lenta y 20 de rápida) cada 12 horas. Para el tercer día de terapia ya había reducido su dosis de insulina a la mitad, al punto de tener que regañarlo por ser tan acelerado, pero me aseguró que sabía lo que estaba haciendo y me pidió que no me preocupara. Su hijo, al ver cómo su padre avanzaba en su mejoría, vino también a pedir un tratamiento para su propia diabetes.

Durante la consulta me mostró los números de su papá, las glicemias que él publicaba en el WhatsApp de la familia, además le llamaba mucho la atención que ahora que su papá comía mayormente frutas y ensaladas no tenía hambre ni se desesperaba por comer alguna cosa a la hora del almuerzo, sino que aguantaba sin problemas hasta una o dos horas después, si es que no había terminado el trabajo a tiempo. Julián mismo me contó más tarde que ya había aguantado hasta las 4 de la tarde sin comer desde el desayuno a las 7:30 de la mañana, sin ninguna urgencia por comer. No es la mejor idea pasar tantas hora sin ingerir alimentos, especialmente cuando te estás inyectando insulina, no obstante, eso mismo te demuestra que si haces los cambios adecuados en tu alimentación, tu experiencia con tu diabetes puede cambiar radicalmente.

Algo más, Julián me contó que ya caminaba 10. 000 pasos por día sin ningún problema. Pero para que entiendan esta parte debo contarles que Julián llego la primera vez a mi consulta asustado, más que por la diabetes, por un avanzado cuadro de fibrosis pulmonar (fumó por casi 50 años), además de una marcada insuficiencia cardiaca que no le permitía caminar más de tres bloques sin claudicar, agravada por un infarto cardiaco en su historia clínica.

CAPÍTULO **6**

6 DOLENCIAS AUTOINMUNES

Antes de referirme a algunas dolencias específicas conocidas como de origen autoinmune, quiero aclararles que el cuerpo, ya sea frente a este tipo de enfermedades como frente a cualquiera otra, no se afecta por "áreas", es decir, por órganos separados.

Todo el organismo está involucrado, porque el sistema inmunológico es uno solo y abarca todas las células y órganos que componen el cuerpo.

Por esta razón, si alguien desarrolla una determinada enfermedad autoinmune, lo más probable es que haya más complicaciones detectables.

Por ejemplo, en la artritis reumatoides, aparte de las articulaciones afectadas, (de donde deriva el nombre), también puede haber compromiso detectable a nivel pulmonar, y también a nivel de los ojos.

Y para mayor explicación, te voy a compartir, de una vez, lo que la reconocida Clínica Mayo dice al respecto en Google:

"Aunque la artritis reumatoide afecta en especial a las articulaciones, a veces también causa enfermedad pulmonar. Ocasionalmente, los problemas pulmonares aparecen antes de la inflamación de las articulaciones y del dolor de la artritis reumatoide.

Los hombres de entre 50 y 70 años que tienen artritis reumatoide más activa y antecedentes de tabaquismo son más propensos a desarrollar neumopatías relacionadas con la artritis reumatoide.

Los problemas pulmonares que se relacionan con más frecuencia con la artritis reumatoide son los siguientes:

- *Cicatrices en los pulmones. La formación de cicatrices relacionada con la inflamación a largo plazo (enfermedad pulmonar intersticial) puede causar falta de aire, tos seca crónica, fatiga, debilidad y pérdida del apetito.*
- *Nódulos pulmonares. Se pueden formar pequeños bultos en los pulmones (nódulos reumatoides) y en otras partes del cuerpo. Los nódulos pulmonares por lo general no presentan signos ni síntomas, y no representan un riesgo de cáncer de pulmón. Sin embargo, en algunos casos, un nódulo puede romperse y causar un colapso pulmonar.*
- *Enfermedades de la pleura. El tejido que rodea los pulmones, conocido como pleura, puede inflamarse. La inflamación pleural suele ir acompañada de una acumulación de líquido entre dos capas de la pleura (derrame pleural). A veces el líquido se retira por sí solo. Sin embargo, un derrame pleural grande puede causar disnea (dificultad respiratoria). Las enferme-dades pleurales también pueden causar fiebre y dolor al respirar.*

Obstrucción de las vías respiratorias menores. Las paredes de las vías respiratorias pequeñas de los pulmones pueden engrosarse debido a una inflamación e infección crónicas (bronquiectasia) o inflamarse o lesionarse (bronquiolitis). Esto puede causar la acumulación de mucosidad en los pulmones, así como disnea, tos seca crónica, fatiga y debilidad.

El síntoma más común de la artritis reumatoide relacionado con los ojos es la sequedad. Los ojos secos son propensos a las infecciones y, si no se tratan, la sequedad ocular grave puede causar daño a la córnea, la superficie transparente en forma de cúpula del ojo que ayuda a enfocar la vista. El ojo seco también puede ser un síntoma del síndrome de Sjögren, un trastorno autoinmunitario que a menudo se asocia con la artritis reumatoide.

En raras ocasiones, la artritis reumatoide puede causar inflamación en la parte blanca (esclerótica) de los ojos, lo cual puede provocar enrojecimiento y dolor.

Por la razón de que el problema autoinmune puede manifestarse en otras áreas de cuerpo, si tienes artritis reumatoides, por ejemplo, como síntoma principal, es factible que también tengas tendinitis (inflamación en tendones), miositis (inflamación en músculos), fibromialgia, u otras manifestaciones clínicas de un mismo problema".

Ahora veamos algunas de esas dolencias específicas, conocidas y tratadas como autoinmunes.

CAPÍTULO **7**

07 FENÓMENO DE RAYNAUD Y ENFERMEDAD DE RAYNAUD

Algunas dolencias autoinmune, como la esclerodermia, el lupus, la artritis reumatoides y el síndrome de Sjogren pueden comenzar, o presentar durante su curso, un fenómeno conocido como "Fenómeno de Raynaud".

Cuando este fenómeno es primario, es decir, cuando no está asociado a algunas de las dolencias descritas se denomina "Enfermedad de Raynaud"; aunque este último término suele usarse comúnmente para referirse a ambos casos.

Les adjunto la definición que MedlinePlus, y otras entidades, ofrecen en su página en Google:

"La enfermedad de Raynaud es un trastorno poco frecuente de los vasos sanguíneos que afecta generalmente los dedos de las manos y los pies. Esta enfermedad provoca un estrechamiento de los vasos sanguíneos cuando la persona siente frío o estrés. Cuando esto ocurre, la sangre no puede llegar a la superficie de la piel y las áreas afectadas se vuelven blancas y azules. Cuando el flujo sanguíneo regresa, la piel se enrojece y tiene una sensación de palpitación o de hormigueo. En casos severos, la pérdida del flujo sanguíneo puede causar llagas o muerte de los tejidos."

"Existen dos tipos de la enfermedad: primaria y secundaria. No se conoce la causa de la enfermedad de Raynaud primaria. El fenómeno de Raynaud secundario es causado por lesiones, otras enfermedades o ciertas medicinas".

"Las personas en climas más fríos tienen una tendencia mayor a desarrollar este cuadro. También es más común en mujeres, en quienes tienen familiares con esta enfermedad y en personas mayores de 30 años."

"Si el fenómeno secundario de Raynaud es grave (lo cual es poco común), la circulación sanguínea a los dedos de las manos o de los pies disminuye y puede generar daños en los tejidos."

"Si una arteria está obstruida completamente, se pueden producir llagas (úlceras en la piel) o tejido muerto, efectos que son difíciles de tratar. En los casos extremos, poco frecuentes y que no reciben tratamiento, podría ser necesario extirpar la parte afectada del cuerpo"

CAPÍTULO **8**

08 ESCLERODERMIA SISTÉMICA

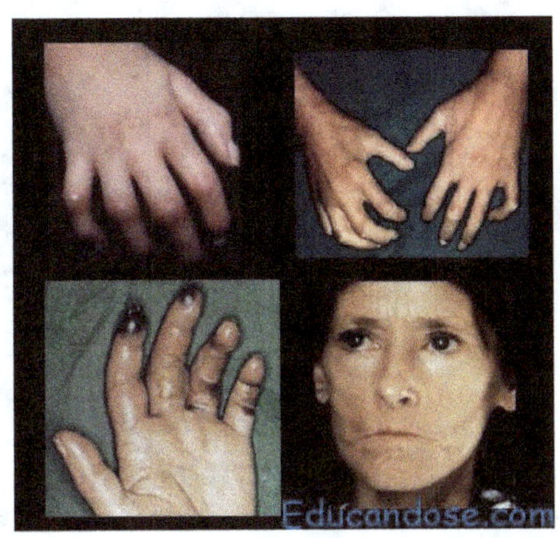

I.   Lourdes:

Esta es la historia de Lourdes, una paciente que llegó a mi consulta en diciembre 2019, en condiciones generales bastante desmejoradas, con intensos dolores musculares a todo nivel, notorio cansancio y sicológicamente muy afectada.

Sin embargo, para mejor claridad de relato voy a transferir lo que ella misma escribió sobre su historia clínica: "A mediados del año 2018 comencé a sentir mucho cansancio al caminar, dificultad para respirar y noté que había bajado 10 kg (22 lb.) de peso en menos de tres meses. Esto me hizo consultar al médico, pues no era normal sentirse así. No consumía alcohol, no fumaba y me alimentaba, según mis conceptos, medianamente saludable.

En mi primera visita al médico, este ordenó exámenes de sangre, orina completa y una radiografía de tórax. Resultados, algunos exámenes de sangre alterados y la radiografía mostraba una neumonitis.

Mayo, junio y julio son meses muy fríos y lluviosos en Chile, lo que empeora cualquier dolencia, especialmente de tipo respiratorio.

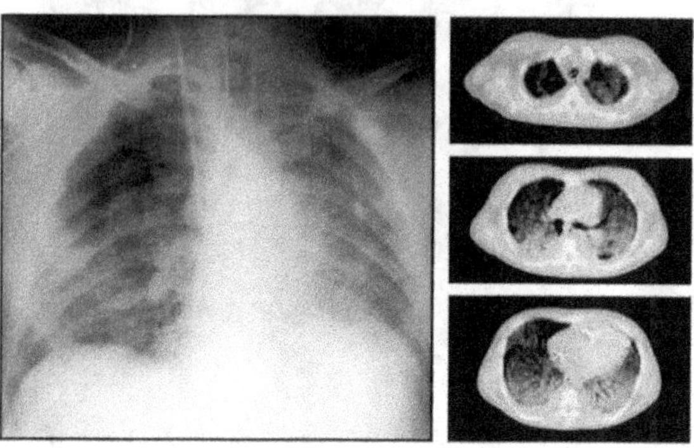

En agosto de ese mismo año fui derivada a un especialista Broncopulmonar quien, al analizar mis exámenes, comenta que hay que buscar la causa de la neumonitis.

Más exámenes, incluido un TAC de tórax, el cual muestra que la neumonitis abarca gran parte de los pulmones, y el especialista aconseja realizar exámenes más específicos, para lo cual me derivó a una ciudad mayor, aparentemente, con mejores especialistas. Ya en esa ciudad, me sometieron a más exámenes hematológicos, (ahora orientados hacia un problema más específico), anticuerpos antinucleares, inmunoglobulinas, anticuerpos anti-DNA, pruebas bioquí–micas, y un TAC de tórax con contraste.

Este último muestra hallazgos de neumonitis intersticial inespecífica.

La impresión del especialista apunta hacia un cuadro neoplásico e indica indagar su origen, para lo cual se comenzó con una colonoscopia, en que se toman 6 muestras de biopsias, pero los resultados fueron todos negativos.

Más exámenes.

Sigue una endoscopia gástrica alta la cual muestra signos de gastritis crónica y atrofia.

Continuaban los exámenes: perfil hepático, perfil bio-químico, endocrinología (insulina basal disminuida), ureasa positivo compatible con "helico bacter pilórico" lo que se trata con antibióticos

Septiembre 2018 u especialista broncopulmonar me realizo una video-broncoscopía, que incluye biopsia, lavado alveolar y cultivo, al objeto de descartar tuberculosis, hongos, bacterias.

Nada de eso existía, y continuaban los exámenes.

Nuevamente me hablaron de cáncer pulmonar, se indicó una biopsia con una intervención quirúrgica y me derivaron a un cirujano de tórax.

El cirujano me preguntó cuándo quería ser intervenida y mi respuesta fue "lo antes posible".

Me advirtió que ese tipo de cirugías tiene un costo elevado, comenzando en unos 8.000 dólares a ese momento.

Yo creo que el médico me vio la cara de espanto y agregó: "No te preocupes. Yo te voy a ayudar" en menos de un mes, él me ingresó al hospital regional (Sistema de Salud Pública). Cirugía gratis. Dios siempre pone angelitos en nuestro camino

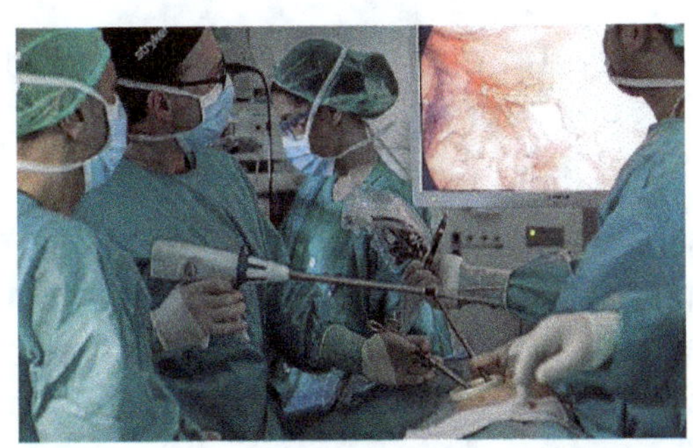

Diciembre 10, 2018: biopsia pulmonar a cielo abierto en búsqueda de células malignas, con resultados negativos, lo que llevó al diagnóstico de neumonitis por hipersensibilidad y se inició el tratamiento con prednisona, azatioprina, clotrimazol, y controles cada 6 meses

Tuve cambios físicos, cara muy inflamada, dolores musculares difíciles de soportar, desánimo, cada día me sentía peor.

Pasé un año en esas condiciones.

Luego, controles cada 3 meses, pero tenía muchos problemas laborales por licencias y permisos para acudir a exámenes y controles. Estaba muy presionada y no había cambios positivos

En septiembre de 2019, tomé la decisión de viajar a la capital, Santiago, en busca de una segunda opinión con un especialista broncopulmonar muy renombrado

Más exámenes, pero recuerdo que entre ellos había uno llamado KU (anticuerpos anti KU) que mostraba un resultado positivo muy notorio.

Luego de ese hallazgo, el especialista me derivó a una reumatóloga, quien solicita nuevos exámenes y control en tres meses

Diciembre 2019: Control con broncopulmonar y reumatóloga en Santiago con exámenes solicitados.

Por fin dieron un diagnóstico del motivo de mi problema pulmonar: Esclerodermia Sistémica, enfermedad auto-inmune.

Me explican que una enfermedad que no tiene cura, que con tratamiento se puede mantener, pero que en algunos pacientes avanza muy rápido. Espero no sea tu caso, y de ser así tu vida no sería más de tres años.

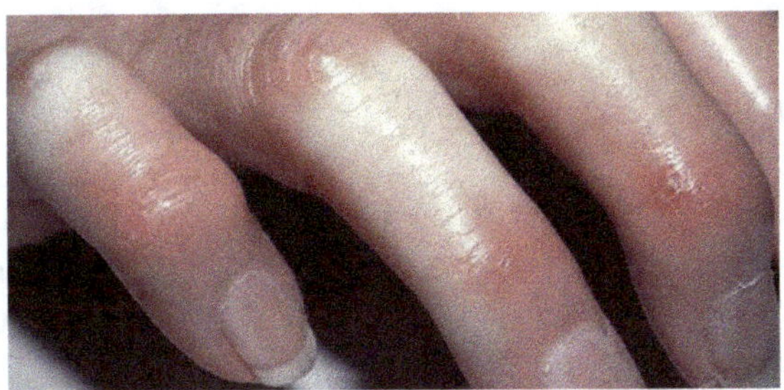

No puedo dejar de mencionar que fue uno de los días más difíciles de mi vida. Había viajado sola y ahí sentí la soledad.

Una vez que la doctora me explicó en qué consistía esta enfermedad, lloré, caminé, parecía que flotaba. Veía todo diferente, tenía mucha tristeza, miedo a morir.

Sentía que mi vida se acortaba considerablemente, y yo quería vivir. En mi pensamiento estaban mis hijas, mis nietas, mis nietos y mi anciano padre. Yo no les podía faltar.

Bueno, podría escribir una página entera relatando lo vivido ese día.

Ya más tranquila, mire al cielo y le pedí a Dios que me ayudara y le dije: "Dame Dios mío sólo cinco añitos para ver mis "mellis" (sus nietecitas) más grandes, y mi hija ya más resuelta con su separación matrimonial"

De regreso a mi ciudad natal (Los Ángeles, Chile), me encontré con el cuñado de mi hermana, quien me habla y me dice: " ¿Te acuerdas del Dr. Castillo? Esta acá, en Chile, pero pronto regresa a EE.UU. Podrías ir a verlo, él te puede ayudar; yo te consigo una hora de atención" Al día siguiente acudí a su consulta"

En este momento, como autor, dejo a Lourdes a un lado y vuelvo a tomar yo la narrativa. Voy a hacer una pausa. No quisiera seguir adelante sin hablarte del "cuñado de la hermana" de Lourdes:

Alonso

Buen amigo de la juventud, aunque él es mucho más joven, porque cuando yo era ya médico, él y sus hermanos eran aun muchachos, pero jugábamos futbol juntos en nuestra ciudad natal.

Un día que yo estaba en Chile, Alonso apareció en mi consulta, con el antecedente de un trasplante renal recibido hacía 6 años, pero con la preocupación en el rostro, pues le habían advertido que el trasplante no duraba más de 8-10 años. A esa fecha ya hacía rato que estaba casado, y tenía hijos pequeños, y era esa justamente la razón de su preocupación.

Aprendió a comer saludable, y desde entonces ha sido muy estricto y cuidadoso con su alimentación, lo cual le ha rendido muy buenos frutos pues ya lleva 25 años con su riñón trasplantado funcionando en perfectas condiciones. Todavía jugamos futbol, y por gracia de Dios, tenemos Alonso para rato.

De paso, debo contarles que por ahí también, en algún momento, le diagnosticaron un cáncer a nivel ganglionar, (Hodgkin), pero como habíamos perdido contacto, él, sin mayor orientación que la que ya conocía sobre los tratamientos nutricionales, comenzó y terminó su tratamiento anticáncer por su cuenta, y, como es de suponer, y otra vez por gracia de Dios, se restableció completamente, sin ningún tipo de secuelas.

III. Lourdes (continuación)

"Como dije anteriormente, a una semana de volver de Santiago con diagnóstico de esclerodermia sistémica, en diciembre de 2019, fui a la consulta del Dr. Castillo.

Iba con mucha fe y esperanza.

Estando ya con el doctor, yo llevaba mi carpeta con todos mis exámenes, que eran muchos por cierto. El me miraba, hacía preguntas, y nada de mirar mis exámenes. Luego me dice, "ya veo que tienes esclerodermia.

Pero tranquila. Si bien es una enfermedad autoinmune que no tiene cura, pero sí la podemos detener e incluso disminuir, todo depende de ti".

Luego me comienza a explicar en qué consiste la Medicina Nutricional y lo importante que es para todos.

Lo primero que me dijo que había que hacer era desintoxicar mi organismo, y eso se conseguía con una semana comiendo sólo fruta, apoyado con NutraBest (complemento alimenticio creado por el Dr. Castillo). Mínimo dos litros de agua por día y "control en una semana para ver cómo vamos"

"Tú continúa con tu tratamiento de medicamentos. Yo en eso no tomo parte, pero ya verás que tus mismos médicos irán bajando las dosis cuando vean los cambios".

Saliendo de la consulta caminé hasta una avenida. Iba tan feliz! Eran las 8:00 pm aproximadamente, tiempo de verano en Chile. Recuerdo que caminaba, y miraba al cielo por entre los grandes árboles, que me permitían ver un cielo azul, algunas nubes y unos bellos rayos de sol, sumando una brisa suave. Qué tarde tan maravillosa! Qué tarde tan cálida! Qué feliz caminaba y daba gracias a Dios. Había, en dos horas, cambiado mi estado emocional

Me preguntaba ¿Una semana comiendo frutas? Sí lo voy a lograr! Yo quiero vivir! Yo quiero soñar! Yo quiero ser feliz!

Mi casa estaba bastante lejos, así que pensé, me voy a dar una "despedida".

Un antes y un después.

Pasé a un local de comidas, me senté y ordené: quiero un sándwich y un jugo de frambuesa. Comí lento, pero aun quería más.

Luego pedí un "completo", ("hot dog"), y otro jugo, y para postre un trozo de pie de limón, para comerlo en casa con un cafecito.

Pasó la semana y volví con el Dr. Castillo, manifestando que había cumplido cien por ciento sus indicaciones, y de veras que fue así. Total era sólo una semana.

Seguramente me agregaría otras cosas para comer desde ese momento, a pesar de que no pasé hambre en ningún momento.

Quiero comentar que al tercer día que llevaba comiendo fruta se me quitaron los dolores musculares.

Nunca olvidaré esos dolores. No sabía qué hacer!

Eran tan fuertes, que por las noches no podía dormir. Llegaba a tal mi desesperación que me levantaba a darme una ducha para ver si calmaba el dolor, al menos me relajaba y me permitía conciliar el sueño a altas horas de la noche. Al día siguiente tenía que salir a trabajar.

Qué maravilloso sentirme sin dolor!

Bueno, me dice el doctor, te felicito, pero tienes que continuar con las mismas indicaciones hasta completar un mes. Sólo tienes que agregar una caminata diaria de 45 minutos.

Primero pensé que no lo lograría. Era mucho, venían las fiestas de fin de año, Navidad y Año Nuevo!

Pan navideño… asadito de cordero…

Me fui con mi tarea pidiendo a Dios Padre que no me dejara sola.

Muchas personas me decían "Te vas a enfermar comiendo pura fruta"

Quedarás más delgada.

Eso te hará mal.

Y así muchos comentarios que no ayudaban para nada.

Pero también tuve amigas que me apoyaron, y me decían: "Si tú tienes fe y fuerza de voluntad, lo lograrás. Mas todavía si ya estás viendo resultados.

Pasó el mes. Yo cada día me sentía mejor. Sin dolores musculares, me cansaba menos, estaba con buen ánimo, ya no tenía miedo. Podría decir estaba volviendo a ser feliz.

Ese día el doctor me dijo: "Te ves mejor. Tu cara está más deshinchada (con los corticoides había cambiado mi rostro). Se te ve mejor.

Ahora podrás agregar todo tipo de ensaladas. Prefiere todo lo crudo para no perder los nutrientes".

Estaba contenta. Me encantan las ensaladas.

Control en 15 días.

Pasadas las dos semanas, cumpliendo todo cien por ciento, me sentía orgullosa y sabía que todo lo que el doctor me indicara podía lograrlo.

En esa visita me agregó legumbres y frutos secos. Ya no pedía más, se habría un abanico de cosas que podía comer.

La verdad, no fue difícil, y hasta el día de hoy, cinco años después no lo es. Todo se puede, sólo depende de nosotros, y de personas maravillosas.

Y lo más importante, de nuestro Padre Todopoderoso.

Después de un año y medio, por causa de la pandemia,

recién pude regresar con los especialistas a la ciudad de Santiago, con resultados de exámenes especializados. Algunos muy bien, otros aun alterados, pero en niveles mucho menores que los anteriores (del año 2019).

El doctor muy sorprendido pregunta "¿Qué pasó aquí?" le comenté que había cambiado mi forma de alimentarme, había agregado actividad física y NutraBest.

"Estoy muy sorprendido", fue lo único que dijo. Luego me examinó los pulmones, estaban mucho mejor, oxigenación excelente.

Me indicó que disminuyera la dosis de corticoides, de a poco, hasta quitarlos completamente. Debía continuar con azatioprina, clotrimazol, omeprazol permanente. Control en un año más (febrero 2022)

-- Dr. Castillo, ojalá que toda persona que llegue a Usted logre perseverar en el tratamiento y así poder tener una mejor calidad de vida, lograr sanar. Se puede, Yo tengo la certeza de que estaré cada día mejor, con la ayuda de Dios Padre. – me dijo

Ahí termina el relato de Lourdes.

De mi parte, como médico, sólo quisiera agregar algunos detalles al conmovedor relato de Lourdes.

Es impresionante comprobar, por ejemplo, que los severos dolores musculares con que llegó a la consulta la primera vez, ya habían desaparecido en menos de 72 horas.

Sin embargo detrás de estos dolores había otra situación, a mi entender, condicionante de la primera y de gran parte de la sintomatología que acompañaba al cuadro de fondo.

Me refiero a un estreñimiento crónico, también severo que se venía arrastrando quizás de antes de que se manifestaran los primeros síntomas de la enfermedad.

Aunque ella no lo menciona en su relato, esta afección desapareció casi al mismo tiempo que los dolores, e incluso antes.

Muchas veces un estreñimiento crónico suele ser un signo premonitorio de muchas patologías que se gestionan en el tiempo, y que cuando se expresan en todo su rigor pueden llegar a ser muy desastrosas.

Su función pulmonar no era nada de buena. Ella misma relataba que ya no podía cantar, (cantaba en el coro de su parroquia) y que tenía algunas manifestaciones respiratorias de su enfermedad (disnea).

Después de algunos meses de terapia nutricional había recuperado completamente su función respiratoria.

Lourdes también dependía de un bloqueador de la acidez gástrica ("omeprazole"), como prevención, a causa de las múltiples medicinas que estaba usando. Felizmente uno de los especialistas, casi un año después se percató que era innecesario y procedió a suspenderlo.

Por ahí en medio de la recuperación comenzó con algunos signos de anemia, una anemia macrocítica, como las anemias por falta de vitamina B12 o de ácido fólico (B9), pero en este caso se debía al impacto de los inmunosupresores sobre la medula ósea, que es donde se produce la sangre.

Pero su organismo, respaldado por la dieta, se recuperó completamente en cosa de 3-4 meses.

Como resultado del tratamiento también se normalizó completamente su presión arterial al punto de que yo mismo le suspendí la medicina para la presión que había tomado por más de 20 años!

También había estado tomando "cotrimoxazol" (antibiótico) desde el inicio de su tratamiento farmacológico, a manera de prevención debido a que está tomando inmunosupresores, cosa que ya hemos suspendido completamente, por considerarlo innecesario.

Actualmente, ya no está tomando corticoides, y la dosis de "azatioprina" ya ha sido reducida considerablemente.

De hecho, el cotrimoxazol se usa como para prevenir infecciones bacterianas mayormente a nivel respiratorio (bronquitis, neumonía) o urinario, pero Lourdes en estos tres años de terapia nutricional no ha tenido ni siquiera un resfrío, ni tos ni nada. Es más, su función pulmonar ha mejorado sustancialmente, al punto de que sus reumatólogos capitalinos están más que sorprendidos.

Actualmente su porcentaje de saturación de oxígeno está en 99%.

Las pruebas de esfuerzo que ha realizado sólo muestran una función cardiopulmonar sorprendentemente normal. Aunque aquí debo aclarar que ella continúa con un programa de ejercicio en su trotadora de 45-60 minutos todas las mañanas, por lo menos seis veces por semana.

Su resistencia muscular es más que excelente, puede caminar, trotar y correr por una hora o más sin signos de debilidad o cansancio.

Por otra parte, aunque nunca tuvo un Raynaud declarado, sufrió mucho de manos y pies fríos durante el invierno, pero este último invierno ya sus manos permanecen más temperadas y la temperatura de los pies va mejorando cada vez más.

No hay que olvidar que estamos batallando contra una dolencia que ha sido catalogada como incurable y rápidamente fatal.

IV. Doña Olimpia

Esta es la triste historia que puede resultar de las

limitaciones de la ciencia médica, o del rechazo del conocimiento no enseñado en las aulas médicas, por temor o precaución, por parte de los médicos tratantes.

Digo esto porque los colegas que han visto el progre-so de Lourdes, aunque se sorprenden y no lo pueden negar, no han mostrado el menor interés en saber de qué se trata, aunque sea sólo por curiosidad.

Doña Olimpia, una mujer relativamente joven, con hijos aun pequeños, esposa de un muy querido amigo ya fallecido hace algunos años, también fue víctima de esclerodermia sistémica.

Fue en los tiempos en que este autor era apenas un estudiante de medicina; y, como en un libro de texto, fui testigo de los avances de su enfermedad, sus dolores y sufrimientos, aunque estaba siendo tratada con todos los recursos que la Medicina ofrece para esos casos, y que no eran muy distintos a los tratamientos actuales.

Tristemente, con iguales limitaciones y resultados, como lo que esperaba a Lourdes antes de probar la terapia nutricional.

No sobrevivió más de dos años después del diagnóstico, y falleció, a causa de su esclerodermia.

Capítulo **9**

09 Lupus Eritematoso Sistémico (LES)

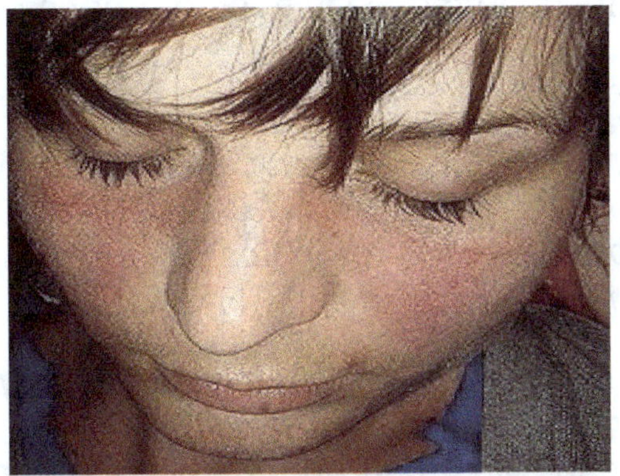

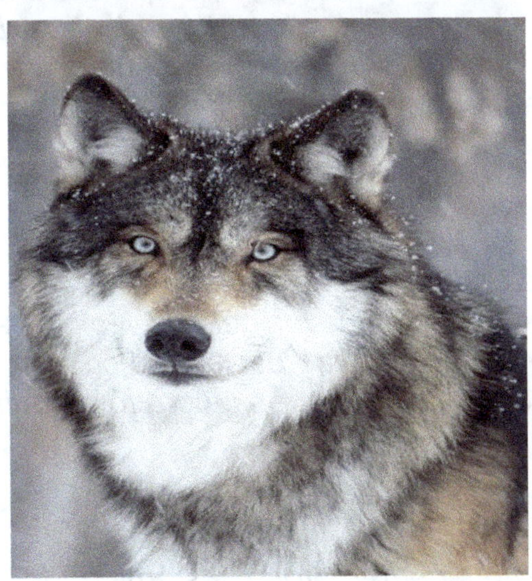

El nombre de Lupus, viene del Latín "lupo", que significa "lobo".

Aparentemente los antiguos veían en la característica "mariposa lúpica" en el rostro de los pacientes con lupus una semejanza con la cara del lobo que tiene una coloración en forma de mariposa sobre la nariz y mejillas.

Sin embargo, en las siguientes páginas, con el objetivo de ser lo más claro posible, me voy a limitar a reproducir las explicaciones que, en su página web ofrece el NIH: Instituto Nacional de Artritis y Enfermedades Musculoesqueléticas y de la Piel, de los Estados Unidos de América.

Causas

"La ciencia médica no conoce claramente la causa y dice que puede estar asociada a factores tales tanto genéticos como ambientales, hormonales e incluso hasta ciertos medicamentos.

El LES es mucho más común en mujeres que en hombres por aproximadamente de 10 a 1. Puede presentarse a cualquier edad. Sin embargo, aparece con mayor frecuencia en mujeres jóvenes entre los 15 y 44 años. En los Estados Unidos la enfermedad es más frecuente en las personas afroamericanas, asiáticoamericanas, africanas del caribe, e hispanoamericanos".

"¿Qué es el lupus?

El lupus es una dolencia autoinmune, es decir, el propio sistema inmunitario ataca las células y tejidos sanos por error. Esto puede dañar muchas partes del cuerpo, incluyendo las articulaciones, piel, riñones, corazón, pulmones, vasos sanguíneos y el cerebro.

Se describen varios tipos de lupus: -

- *Lupus eritematoso sistémico (LES): Es el más común. Puede ser leve o grave, y puede afectar a muchas partes del cuerpo*
- *Lupus discoides: Provoca una erupción en la piel que no desaparece*

- *Lupus cutáneo subagudo: Provoca ampollas después de estar al sol.*
- *Lupus inducido por medicamentos: Es causado por ciertas medicinas. Por lo general, desaparece cuando se deja de tomar el medicamento.*
- *Lupus neonatal: No es común y afecta a los recién nacidos. Es probable que sea causado por ciertos anti–cuerpos de la madre"*

"¿Quién está en riesgo de tener lupus?

Cualquier persona puede padecer lupus, pero las mujeres están en mayor riesgo. El lupus es dos a tres veces más común en las mujeres afroamericanas que en las de raza blanca. También es más común en las hispanas, asiáticas y nativo-americanas. Las mujeres afroamericanas e hispanas son más propensas a padecer formas graves de lupus".

"¿Cuáles son los síntomas del lupus?

El lupus puede tener muchos síntomas que difieren de una persona a otra. Algunos de los más comunes son:

- *Dolor o hinchazón en las articulaciones*

- *Dolor muscular*

- *Fiebre sin causa conocida* -
Erupciones rojas en la piel, generalmente en la cara y en forma de mariposa.

- *Dolor en el pecho al respirar en forma profunda*

- *Pérdida de cabello*

- *Dedos de las manos o pies pálidos o de color púrpura*

- *Sensibilidad al sol*

- *Hinchazón en las piernas o alrededor de los ojos*

- *Úlceras en la boca*

- *Glándulas inflamadas*

Cansancio extremo

Los síntomas pueden aparecer y desaparecer, a esto se le llama "brotes". Los brotes pueden ser leves o severos, y nuevos síntomas pueden aparecer en cualquier momento".

"¿Cómo se diagnostica el lupus?

No existe una prueba específica para el lupus, ya que a menudo se confunde con otras enfermedades. Pueden pasar meses o años hasta que un médico lo diagnostique. Su médico puede usar muchas herramientas para hacer un diagnóstico, como:

- *Historia clínica*

- *Examen completo*

- *Análisis de sangre*

- *Biopsia de piel*

- *Biopsia de riñón"*

¿Cuáles son los tratamientos para el lupus?

No existe una cura para el lupus, pero medicamentos y cambios en el estilo de vida pueden ayudar a controlarlo.

Las personas con lupus a menudo tienen que ver varios médicos. En principio, usted tendrá un médico de atención primaria y un reumatólogo (un médico que se especializa en las enfermedades de las articulaciones y los músculos). Dependiendo de cómo el lupus afecte a su cuerpo, quizás deba ir a otros especialistas. Por ejemplo, si el lupus causa problemas al corazón o vasos sanguíneos, usted podría ver un cardiólogo.

Su médico de atención primaria debe coordinar la

atención entre los diferentes proveedores de salud y tratar otros problemas a medida que aparezcan. Su médico va a desarrollar un plan de tratamiento para satisfacer sus necesidades. Usted y su médico deben revisar el plan para asegurarse que está funcionando. Debe informar de inmediato si aparecen nuevos síntomas para cambiar el tratamiento si es necesario".

"Los objetivos del plan de tratamiento son:

-Evitar los brotes

-Tratar los síntomas cuando se produzcan

-Reducir el daño a los órganos y otros problemas

Los tratamientos pueden incluir medicamentos para:

- Reducir la inflamación y el dolor
- Evitar o reducir los brotes
- Ayudar al sistema inmunitario
- Reducir o prevenir el daño a las articulaciones
- Equilibrar las hormonas

Además de tomar medicamentos para el lupus, es posible que deba tomar medicamentos para problemas relacionados con el lupus, como colesterol alto, presión arterial alta o infecciones.

Los tratamientos alternativos son aquellos que no son parte del tratamiento estándar. En este momento, no hay investigaciones médicas que indiquen que las terapias alternativas sirven para tratar el lupus. Algunos enfoques alternativos o complementarios pueden ayudarle a sobrellevar o reducir el estrés asociado a vivir con una enfermedad crónica. Usted debe hablar con su médico antes de intentar cualquier tratamiento alternativo.

"¿Cómo puedo lidiar con el lupus?

Es importante cumplir un papel activo en su tratamiento.

Puede ayudarle el aprender más sobre el lupus. Detectar las señales de alerta de un brote puede ayudarle a prevenirlo o hacer que los síntomas sean menos severos.

También es importante encontrar maneras de lidiar con el estrés que causa tener lupus. El ejercicio y otras formas de relajación pueden hacer más fácil sobrellevar la afección. Un buen sistema de apoyo también puede ayudarle."

Una segunda explicación, para no dejar ninguna duda, sobre la postura de la Medicina Oficial frente al lupus es la ofrecida por el   National Resource Center on Lupus:

"¿Qué es el lupus?

El lupus es una enfermedad crónica autoinmune que puede dañar cualquier parte del cuerpo (la piel, las articulaciones y/o los órganos internos del cuerpo). Que sea una enfermedad crónica significa que los signos y las señales suelen durar más de seis semanas y frecuentemente por muchos años.

Con el lupus, algo va mal con el sistema inmunológico, que es la parte del cuerpo que lucha contra virus, bacterias y gérmenes (invasores externos, como la gripe). Normalmente, el sistema inmunológico produce proteínas denominadas anticuerpos que protegen al cuerpo contra estos invasores externos.

El termino autoinmune significa que su sistema inmune no puede apreciar la diferencia que existe entre estos invasores externos y los tejidos sanos del cuerpo, y produce autoanticuerpos ("auto" significa "propio" o "por uno mismo") que atacan y destruyen tejidos sanos.

Estos autoanticuerpos provocan inflamación, dolor y daños en distintas partes del cuerpo.

¿Qué es la inflamación?

La inflamación generalmente ocurre cuando su sistema inmunitario está luchando contra una infección o una lesión. Cuando el lupus hace que su sistema inmunitario ataque el tejido sano, puede causar inflamación en muchas partes diferentes del cuerpo. Los síntomas pueden incluir hinchazón y dolor.

El lupus también es una enfermedad de recaídas (los síntomas empeoran y la persona se siente enferma) y remisiones (los síntomas disminuyen y la persona se siente mejor.)

Nueve de cada diez personas con lupus son mujeres.

Aquí tienes algunos datos que debes saber acerca del lupus:

El lupus no es contagioso, no se contagia por contacto sexual.

-No puede ni contagiarse de otra persona ni contagiárselo a otra persona.

El lupus no es similar ni se relaciona con el cáncer. El cáncer es una condición de tejido anormal y maligno que crece rápido y se dispersa al tejido adjunto.

El lupus es una enfermedad auto inmune, como se describió anteriormente. Sin embargo, algunos de los tratamientos para el lupus pueden incluir inmunosupresores que también se usan en la quimioterapia.

-El lupus no es similar al VIH (Virus de Inmunodeficiencia Humana) o al SIDA (Síndrome de Inmunodeficiencia Adquirida) ni se relaciona con estas enfermedades.

En el VIH o SIDA, el sistema inmunológico está hipoactivo (es decir, es menos activo de lo que debería ser); en lupus, el sistema inmunológico esta hiperactivo.

El lupus puede presentarse desde formas leves hasta formas que ponen en riesgo la vida y siempre debe tratarse con un médico. Con una buena atención médica, la mayoría de las personas con lupus pueden llevar una vida plena.

Nuestras investigaciones estiman que por lo menos, 1.5 millones de personas en los Estados Unidos padecen de lupus. El número actual puede ser más alto, sin embargo, no existen estudios de grande escala que demuestren el número actual de personas que viven en los Estados Unidos y padecen de lupus.

Cada año se diagnostican más de 16,000 casos nuevos de lupus en los Estados Unidos. Se cree que 5 millones de personas alrededor del mundo tienen alguna forma de lupus.

El lupus ocurre mayormente en mujeres de edad fértil (entre los 15 y 44 años de edad). Sin embargo, los hombres, niños y jóvenes también pueden desarrollar lupus. La mayoría de las personas con lupus desarrollan la enfermedad de entre 15 y 44 años de edad. Las mujeres de color tienen una probabilidad 2 o 3 veces mayor de desarrollar lupus".

Finalmente, te adjunto la descripción que hace el Ministerio de Salud de Chile (Minsal)

"El lupus eritematoso sistémico (LES) es una enfermedad, potencialmente fatal y fácilmente confundible con muchas otras condiciones. Su reconocimiento oportuno, es decir, su diagnóstico y tratamiento precoz puede disminuir significativamente su morbilidad y salvar muchas vidas. El LES es una enfermedad autoinmune, inflamatoria sistémica, crónica, caracterizada por un curso cíclico con remisiones y recaídas.

Sus manifestaciones clínicas varían desde afecciones leves como decaimiento, artritis, dermatitis a otros muy graves o fatales, como compromiso renal o del sistema nervioso central.

En el LES se producen numerosos auto anticuerpos contra estructuras nucleares que juegan un papel en su patogenia

La enfermedad se puede presentar a cualquier edad pero es más común entre los 30 y 50 años. Predomina en mujeres en una relación de 10:1 respecto a los hombres. El porcentaje de hombres afectados aumenta con la edad. Su prevalencia va de 40 casos por 100.000 habitantes en blancos caucásicos del norte de Europa a 200 casos por 100.000 habitantes en afroamericanos.

La incidencia es alrededor de 1-24 por cien mil habitantes en EE. UU, América del Sur, Europa y Asia.

Los factores de riesgo para desarrollar la enfermedad son el grupo étnico, marcadores genéticos y déficit hereditarios del complemento, en una compleja relación con factores ambientales.

La enfermedad es más frecuente en hispanoamericanos, aborígenes americanos, afroamericanos y asiáticos que en blancos caucásicos.

El LES puede afectar simultáneamente numerosos sistemas del organismo por lo que provoca gran morbilidad y mortalidad.

La mortalidad está causada por infecciones, enfermedad cardiovascular acelerada, y por complicaciones de la insuficiencia renal.

La supervivencia a 5 años supera actualmente el 90% en países desarrollados, sin embargo esto no es así en América Latina donde es más frecuente y más grave.

En la cohorte latinoamericana de lupus de inicio reciente GLADEL (Grupo Latinoamericano de Estudio del Lupus) los factores socioeconómicos fueron marcadores pronósticos importantes, el LES fue más grave en negros y mestizos.

Las tasas de supervivencia publicadas en Chile son 92% a 5 años, 77% a 10 años y 66% a 15 años.

En esa serie los factores que afectaron la mortalidad fueron: actividad a la presentación, compromiso renal y la presencia de trombocitopenia.

En contraste, en Toronto Canadá, las tasas de super–vivencia son de 79% a 15 años y 68% a 20 años.

Causas de muerte: 16% Actividad lúpica, 32% Infección, 31% Accidente vascular, infarto del miocardio

Dejadas las explicaciones y las posturas de la Medicina actual, te voy a mostrar lo que yo sé respecto del lupus.

Primero que nada, te quiero dejar en claro que, a mi juicio, el lupus no es una enfermedad irreversible.

Tampoco es cierto que no haya tratamientos efectivos, pero lo que sí hay mucho es ignorancia sobre las terapias llamadas "alternativas", y mucha arrogancia de quienes creen que la verdad sólo está en los laboratorios farmacéuticos, o entre las paredes de una Escuela de Medicina, o en las camas de un hospital.

Honestamente, mi propia experiencia con el lupus ha sido escasa, pues en USA hay mucha ignorancia al respecto entre el público. Pero eso no significa que nadie sepa cómo tratarlo.

Los resultados en los pocos casos que he tenido en suerte tratar han sido abismalmente diferentes a los expuestos más arriba.

Te voy a compartir por lo menos dos casos, uno de México. y otro de Chile.

Kimberly, una joven mujer, actualmente madre de dos hijos, (aunque para ese entonces sólo tenían un varoncito, la niña vino a consecuencia del tratamiento), me abordó un día que fui a una iglesia, donde Kimberly y su esposo eran, y aún son, miembros, en Baja California, México, a la cual me invitaron a dar charlas una vez por mes.

Después de mi primera presentación la joven mamá pidió hablar conmigo, y en la consulta refirió que su médico recién el día anterior la había confirmado que su diagnóstico era Lupus Eritematoso Sistémico.

Entre las preguntas que le hice, me interesaba su condición reproductiva, pues ya tenían un niño y no parecían estar buscando un segundo, pero era algo que podría suceder a consecuencia del tratamiento que le estaba recomendando si no se "cuidaban" adecuadamente.

-"Eso es historia ", respondió ella en tono de resignación.

Le advertí que el organismo humano es una entidad completa e integral y no trabaja por partes, es decir, así como en la enfermedad todo el cuerpo se afecta, incluyendo la mente y el espíritu, pues cuando estás enfermo/a no tienes energía física ni mental para trabajar y seguir tu vida normal, aunque tampoco estés contento y feliz como cuando estas sano – de la misma manera, cuando entras en el proceso de recuperación, todo el organismo participa de los beneficios.

La curación no es un proceso parcializado en que un órgano se recupera y los otros siguen igual de mal como al principio; de aquí que cuando alguien te ofrece una tal hierba o un tratamiento específico "para limpiar el hígado", por ejemplo, o los riñones, los ojos, etc., no sabe lo que está diciendo o te está engañando.

Esto de tratamientos únicos y específicos puede ser cierto para la medicina farmacológica que, aparte de los antibióticos y algunas hormonas de remplazo, no ofrece cura para nada, apenas te puede ofrecer alivio sintomático y transitorio en el mejor de los casos.

Porque curar no es trabajo de la Industria Farmacéutica, ese es trabajo e los médicos. La industria farmacéutica no es un hospital, sino una industria que te ofrece sustancias que te alivian de tus dolencias, pero no son responsables del curso de las diversas patologías ni su desenlace final.

Pero eso no es cierto en un tratamiento natural, es decir, un tratamiento enfocado a ponerte en armonía con las leyes naturales de tu organismo, que son leyes que el Creador estableció en nuestro organismo con la idea de que funcionara perfectamente por la eternidad.

La muerte no era parte del plan original de Dios.

Volviendo al caso de Kimberly, le advertí que se cuidara, pues se podía embarazar, a lo que respondió con incredulidad: -
"Ah, ¿cómo cree?"

Una típica expresión latina para decir "no diga tonterías" o "cómo se le ocurre tal cosa".

Comenzó su tratamiento nutricional al pie de la letra y la respuesta de su organismo al cambio de alimentación fue realmente sorprendente, porque cuando regresé para mi segunda presentación al mes siguiente, apenas me vio vino corriendo a darme la noticia de que había ido a control con su médico que atendía su caso y le había dicho que ya no tenía lupus.

Que un caso de esa naturaleza, de una enfermedad que, según lo que hemos leído más arriba de instituciones y facultativos especializados y autorizados en la materia, se revierta en cuatro semanas es como para no creerlo y levanta mucha sospecha desde el punto de vista científico.

Pero ella tenía los exámenes últimos, del día anterior, y los primeros, del mes anterior, para compararlos y comprobar los resultados.

Como médico, puedes dudar y repetir los exámenes si deseas, pero había otra prueba más contundente que alejaba toda duda.

Le pregunté sobre qué más tenía que contarme, y me respondió, otra vez, en buen lenguaje popular:

"Me da pena", (por decir que le da vergüenza)

le pregunto "¿Estás embarazada verdad?"

 "Creo que sí."

"Te lo advertí", le respondí.

No es que una mujer fértil que padece de lupus no se pueda embarazar, pero las posibilidades son menores y los riesgos muy altos, por lo cual siempre se trata de evitar esta contingencia: Nació una hermosa niña.

Años más tarde, encontré de casualidad al esposo de Kimberly y le pregunte por ella y su salud, me dijo que todo andaba bien. Cuando le pregunté por la niña me respondió en forma de broma "Eso es culpa suya".

Pero denotaba más bien un sentido de gratitud que de acusación. La niña ya había cumplido cinco años. Hoy es una adolescente.

Un caso más reciente es el caso de Yovanna, una maestra escolar de mi ciudad natal en Chile, (amiga de Lourdes, la dama con ES, cuya historia les he presentado más arriba),   llego a mi consulta con diagnóstico de LES.

Cuando vino a la consulta hacía ya 15 años que sufría de esta enfermedad, la que cada día se hacía más intolerable. A esto se sumaba un cuadro de fibromialgia, resistencia a la insulina y caída notoria del cabello.

Venía con dolores musculares y articulares insopor-tables, especialmente a nivel de los gemelos, bilateralmente, edema en manos y pies, le costaba trabajo ponerse de pie, caminaba con muchas dificultad y refería un lumbago mecánico, que no respondía a los antinflamatorios

Además se quejaba de estreñimiento crónico severo, complicado con hemorroides dolorosas y sangrantes, exceso de peso e insomnio de sólo dormir 2-3 horas cada noche, a pesar de los somníferos.

De más está decir que su recuperación fue realmente sorprendente. En pocos días desaparecieron sus dolores musculares, el estreñimiento y la fatiga. Recuperó su capacidad mental, algo muy esencial para su profesión de maestra, los exámenes de laboratorio comenzaron a normalizarse, recuperó su ánimo, su energía y sus ganas de vivir.

Poco más de dos semanas después de iniciado el tratamiento, regresó a control.

Según sus propias palabras: "Súper bien".

Con mucho menos edema de manos y pies, muy poco dolor muscular. Sin estreñimiento ni molestias hemorroidales y había rebajado 3 kilos(6.6 libras) de su peso extra.

Todavía refería caída del cabello y un dolor en costado derecho. (El dolor era de origen colónico – colon irritable - y desapareció a los pocos días.

Un mes más tarde, regresa a la consulta, de nuevo con estreñimiento, caída del cabello, dolores musculares, y sensación febril nocturna en ambas extremidades inferiores.

Inmediatamente, te das cuenta de la causa del retroceso, y no es para condenar a tu paciente, sino apenas para confirmar la razón de la enfermedad y lo correcto del tratamiento:

Después de 15 años de luchar sin esperanza, contra una enfermedad tan rastrera, y viendo que cada vez, a pesar del tratamiento farmacológico, todo va empeorando; y de repente, como arte de magia, en cosa de pocos días o semanas experimentas tanto alivio que, inconscientemente, sin darte cuenta, – por eso digo que no es para acusar ni condenar – comienzas a permitirte libertades en la dieta pensando que ya te curaste

Sin embargo, no deja de llamar la atención, que así de tan rápido como experimentas mejoría, puedes retroceder a tu estado anterior, también en forma muy rápida, cuando vuelves a consumir los alimentos que inicialmente te hicieron daño.

Porque debes entender que 15 años de deterioro es imposible corregirlos completamente borrando todo el daño causado, en un tiempo tan mínimo como 15 días, aunque los resultados iniciales sean tan impresionantes como lo son.

Felizmente, Yovanna, una maestra inteligente, comprendió cabalmente todo el asunto y corrigió los errores, comenzando de nuevo prácticamente de cero.

La última vez que la vi, Yovanna era prácticamente otra persona, había bajado otros tantos kilos que tenia de más, rejuveneció unos cuantos años, renovó hasta su ropero, estaba trabajando "full time", enseñando en dos colegios, y se veía muy animada y feliz junto a su esposo y familia.

Dr. Gerson M. Castillo

CAPÍTULO **10**

10 FIBROMIALGIA

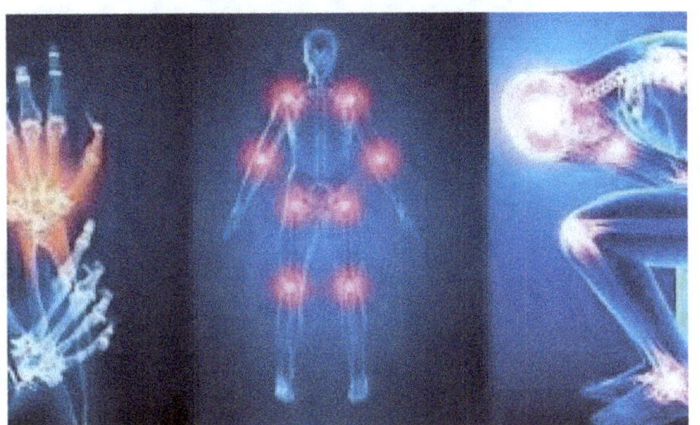

De nuevo aquí, y con el objetivo de aclarar bien los hechos, te voy a traspasar lo que la famosa y mundialmente reconocida Clínica Mayo enseña sobre la fibromialgia

Capítulo 11

11 Clínica Mayo

La clínica Mayo es un centro médico académico norteamericano sin fines de lucro, enfocado al cuidado de la salud, la educación y la investigación, que emplea más de 4.500 médicos e investigadores, y cerca de 60.000 admi–nistrativos y asociados, distribuidos en tres campos principales: Rochester, Minnesota; Jacksonville, Florida; y Phoenix/Scottsdale, Arizona.

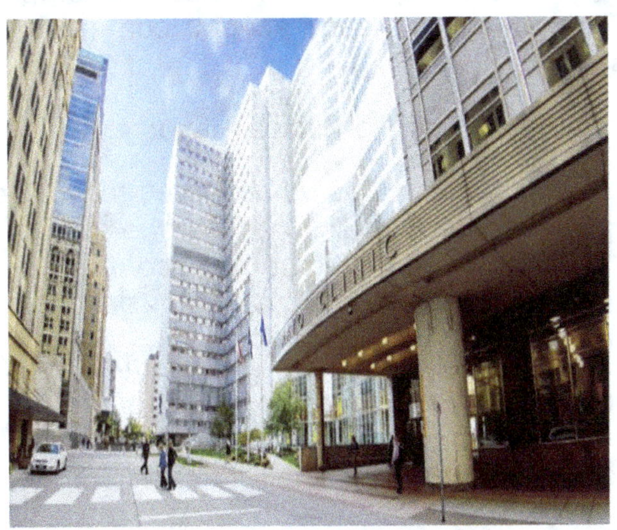

Es la mayor institución médico-científica del mundo, y de sus laboratorios y hospitales, salen prácticamente todas las recomendaciones sobre manejo de las enfermedades para todo el planeta. Es la máxima autoridad en Materia Medica que todas las Escuelas de Medicina citan, recomiendan y siguen.

Hay programas de residencias (especialización) para médicos de todo el mundo, pero es uno de los lugares más difíciles de lograr una vacante.

Personalmente, estuve en la Clínica Mayo de Rochester, en el estado de Minnesota, aunque no como estudiante, sino como paciente, buscando corrección para una "hipoacusia conductiva", causada por un problema de oído medio, bilateral, que me ha afectado desde muy niño.

Infelizmente no tuve los resultados que buscaba, pero no deja de ser impresionante internarte en un hospital enormemente grande, con miles de especialidades, los más adelantados equipos tecnológicos y los más aventajados médicos del mundo.

Por lo tanto si alguna recomendación terapéutica viene de la Clínica Mayo, se debe aceptar con mucha seriedad y respeto.

Por lo tanto, según la Clínica Mayo:

«La fibromialgia es un desorden musculoesquelético caracterizado por un dolor difuso que abarca gran parte de las estructuras del cuerpo, acompañado de fatiga, sueño, alteraciones de la memoria y del comportamiento.

«Los investigadores creen que la fibromialgia amplifica las sensaciones dolorosas alterando la forma en que el cerebro y la medula espinal procesan las señales dolorosas y no dolorosas.

«Los síntomas generalmente aparecen luego de algún evento, tales como un trauma físico, una cirugía, una infección o un significativo estrés sicológico. En otros casos los síntomas se acumulan con el tiempo, sin permitir identificar algún determinado elemento detonante.

«Las mujeres son más propensas a desarrollar fibromialgia que los hombres, y mucha gente que tiene fibromialgia, padece también de tensión, cefaleas, desordenes de la articulación temporomandibular, colon

irritable, ansiedad y depresión.

«Aunque no hay cura para la fibromialgia, una variedad de medicamentos pueden ayudar a controlar los síntomas. El ejercicio, la relajación y la reducción del estrés pueden ayudar.

«SINTOMAS

«Dolor difuso

«El dolor asociado con la fibromialgia se describe como un dolor "sordo" que ha perdurado por lo menos por tres meses. Para ser considerado un dolor difuso, el dolor debe ocurrir a ambos lados de tu cuerpo y afectar por encima y por debajo de tu cintura.

«Fatiga.

«Las personas con fibromialgia, a menudo despiertan cansados, aunque reporten haber dormido por periodos prolongados de tiempo.

«El sueño es a menudo interrumpido por el dolor, y muchos pacientes con fibromialgia tienen a menudo otros desordenes del sueño, tales como como piernas inquietas y apnea del sueño.

«Alteraciones cognitivas.

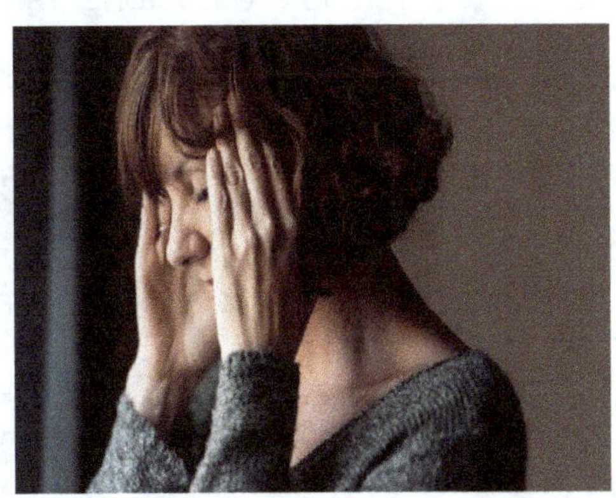

«Un síntoma a menudo referido como "neblina mental" que muchos asocian con una manifestación de una "Demencia de Alzheimer".

«Muchos investigadores creen que una estimulación nerviosa repetida provoca cambios en el cerebro y la medula espinal de personas con fibromialgia. Estos cambios envuelven un aumento anormal de ciertos químicos en el cerebro que desencadenan dolor.

«En adición, los receptores cerebrales del dolor, parecen desarrollar una suerte de memoria al dolor, y se sensibilizan, lo que significa que pueden sobre reaccionar a señales dolorosas y no dolorosas.

«Hay aparentemente, muchos factores que pueden conducir a estos cambios, incluyendo:

«Genéticos.
«Debido a que la fibromialgia tiende a correr en familias debe haber ciertas mutaciones genéticas que pueden hacerte más susceptible a desarrollar este desorden.

«Infecciones.
«Algunas enfermedades infecciosas parecen gatillar o agravar la fibromialgia.

«Elementos físicos o emocionales.

«La fibromialgia puede a veces ser gatillada por un elemento físico, como un accidente automovilístico. Un estrés sicológico prolongado, puede también gatillar esta condición.

«La Fibromialgia a menudo coexiste con otras condiciones, tales como:

- *Colon irritable,*
- *Fatiga crónica*
- *Migraña y otros tipos de cefaleas*

- *Cistitis intersticial o síndrome de vejiga dolorosa*
- *Desordenes de la articulación Temporomandibular*
- *Ansiedad*
- *Depresión*
- *Síndrome de taquicardia postural»*

Escrito en Google, por el personal de Mayo Clinic , Oct. 26, 2021

CAPÍTULO **12**

12 MI EXPERIENCIA PROFESIONAL CON LA FIBROMIALGIA

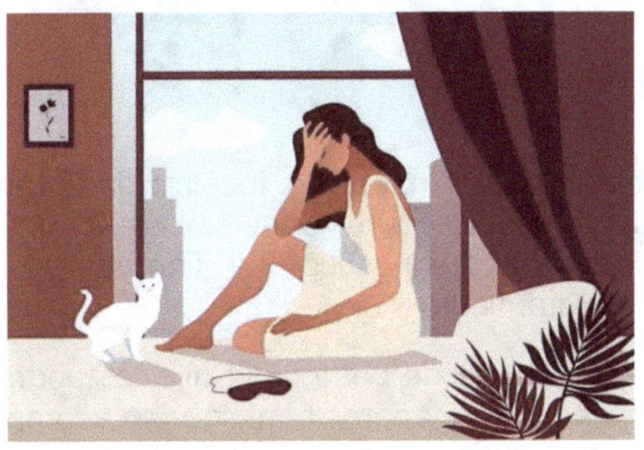

Despues de analizar lo que la Clinica Mayo sostiene concerniente a esta dolorosa enfermedad, lo cual respeto muy profesionalmente, déjame que te cuente un par de casos de mi experiencia personal con la fibromialgia.

Hace ya algunos años recibí un correo de un sobrino que también es médico - De paso, varios de mis sobrinos, y sobrinas, hijos de mis hermanos, son médicos, pero cada uno en su especialidad-.

El correo contenía la historia de una dama muy cercana a la familia de su esposa, quien repentinamente comenzó a sentir dolores difusos, intensos e invalidantes; y mi sobrino quería saber mi opinión sobre el caso y, a la vez, un posible tratamiento.

Lo que yo recuerdo de ese correo es que esta dama tenía mucho dolor, ya no podía caminar por sí sola, ni siquiera podía salir de su cama y cuando lo lograba se desplazaba en una silla de ruedas. También había dejado de trabajar como oficinista y estaba discapacitada.

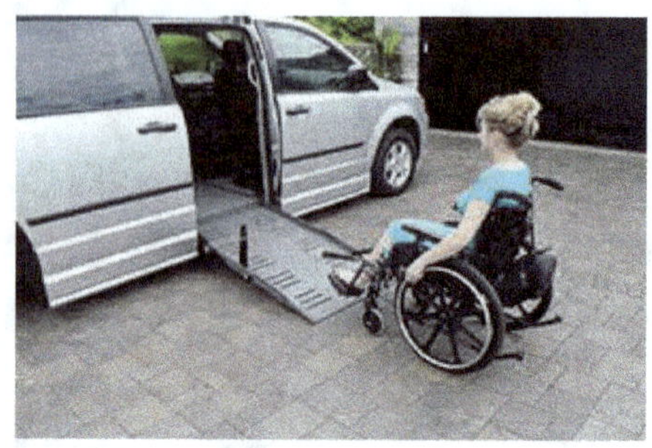

Honestamente, más por inspiración divina que por conocimiento médico puro, pues no era algo dentro de mi especialidad, mi diagnóstico fue fibromialgia, y con ello también el tratamiento a seguir.

Años más tarde de paso por Chile, estando de visita en casa de mi hermano, apareció mi sobrino acompañado de su familia, entre quienes venía esta dama, a quien yo no recordaba, pero sabía que la había visto por lo menos en una ocasión.

Al saludarme, me abrazo con emoción, al tiempo que decía lo agradecida que estaba por la ayuda que le había brindado en su momento,

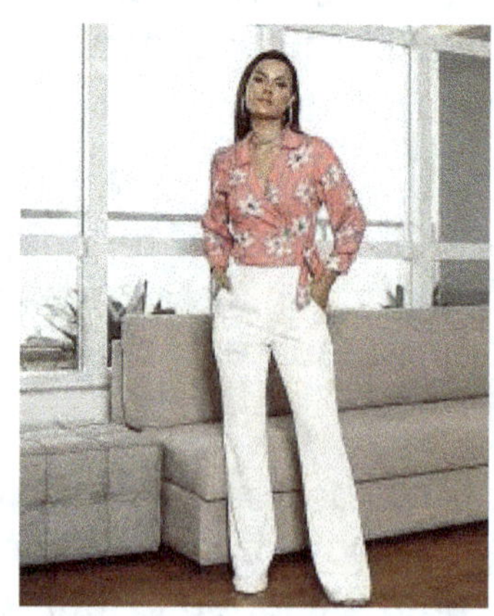

Como lo que yo veía delante de mí era una dama, aparentemente en perfectas condiciones de salud, caminando sin impedimentos, aun calzando tacos altos (tacones), y le pedí de favor que me disculpara por no recordar su caso, y que me contara un poco al respecto. Ahí me enteré de que antes de que mi sobrino me consultara sobre este caso particular, ya habían acudido a muchos especialistas, en la capital de Chile, donde radican, pero nadie le había dado un diagnóstico convincente y acertado.

Y tampoco un tratamiento.

Por eso digo que mi diagnóstico fue más inspiración divina que nada, porque uno puede llegar a superar a uno o dos colegas especialistas, como en ocasiones me ha ocurrido, pero nunca a todos.

Además, basado sólo en la historia clínica, sin examinar y ni siquiera ver al paciente.

Por lo cual siempre agradezco a Dios cuando esto me ha sucedido, porque, como siempre les digo a este tipo de pacientes, que yo no soy especialista en tal o cual área, ni creo saber más que mis colegas, pero que con el perdón que se merecen mis colegas especialistas, mi humilde opinión es tal o cual, (aunque a veces no suene tan "humilde", como te mostraré en el caso siguiente), y el tratamiento a seguir es también tal o cual.

Me enteré de que eran varios especialistas debido a que, para la gestión de su jubilación por discapacidad médica, tuvieron que recurrir a todos y cada uno de los médicos que la habían visto y solicitar los atestados correspondientes.

Finalmente, también me informó que 3 meses más tarde, en el hospital clínico de una prestigiosa Universidad, en Chile, le confirmaron el diagnóstico de fibromialgia con estudios de biopsias y de marcadores de anticuerpos específicos.

Felizmente ella siguió al pie de la letra el tratamiento

indicado, y los resultados finales eran los que yo podía comprobar en ese momento: una persona totalmente recuperada agradecida de Dios y de su médico que la trató sin verla ni siquiera por telemedicina, como hacemos hoy en forma rutinaria.

Pero así son los caminos de Dios, no siempre usa al más sabio o al más inteligente para ayudar a uno de sus hijos o hijas que claman por alivio de sus enfermedades.

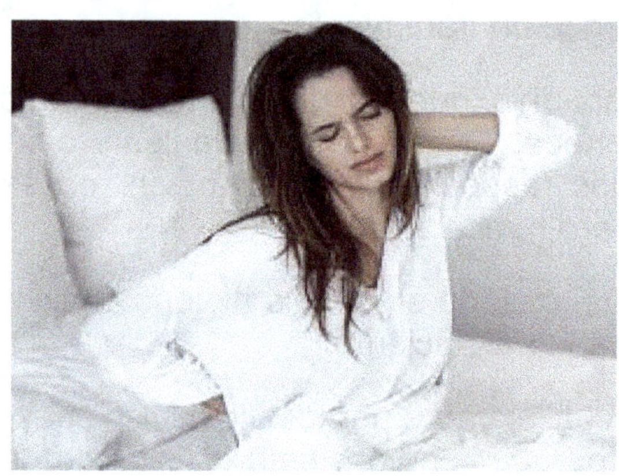

El caso siguiente es el de otra dama que me consultó con diagnostico confirmado de fibromialgia. Se trata de una madre joven, que venía a Chile desde otro país sudamericano, quien refería haber recibido tratamientos farmacológicos en su país de origen.

Sin embargo, mejor voy a dejar que ella cuente su historia, y yo trataré de transcribirla lo más fidedigno posible, pues le he pedido que me envíe un audio desde donde esté.

Esta es su historia, me gustaría que en algún momento, gracias a la tecnología que hoy tenemos, podrás escuchar directamente su audio desde la página citada más arriba (**pesoysalud.net**)

-«Con mucho gusto, Doctor. Le voy a dejar el audio con

toda la experiencia que yo pasé, cuando estuve más de cuatro años con este problema.

-«Todo empezó con adormecimiento de manos… y después con problemas de la espalda, lumbago, luego el resto de toda clase de dolores, coyunturas de las manos, los brazos, los hombros los codos, sensibilidad de la piel…

«Es como una constante inflamación que uno tiene, como que repentinamente se inflama todo el cuerpo y eso causa las molestias.

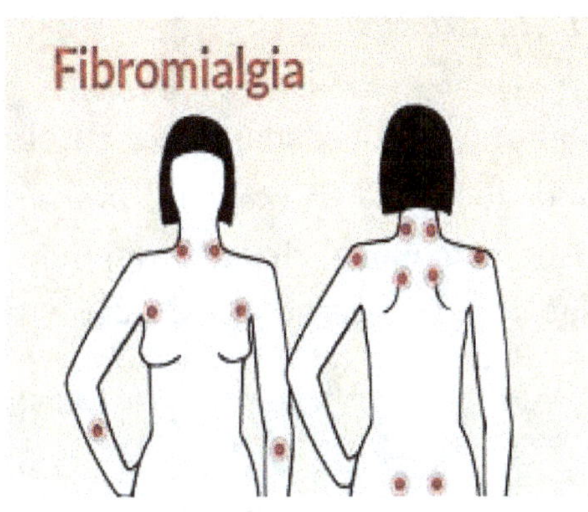

-«Y yo entendí muy bien lo que Ud. dijo en una de sus conferencias, y yo me grabé bien lo que Ud. decía sobre que el que tiene fibromialgia está descompensado y el cuerpo al no tener los nutrientes necesarios, al comer cosas que le causan inflamación al organismo, al comer lo que Dios no dejó para el cuerpo humano, entonces ahí se produce el problema, claro también de que el cuerpo está lleno de toxinas y todas esas cosas.

-«Cuando pasó esto que me alimenté como Ud. enseñó, o sea, me ordené, dejando los alimentos que acrecientan el problema, cuando comí en el orden que Ud. indicó, entonces…

-«Junto con el producto, (*NutraBest*). Porque entiendo que todos los nutrientes que necesitamos…los minerales…

yo les digo a la gente cuando les he vendido, que ahí están todos los minerales y vitaminas que se necesitan para el cuerpo; que ahí Ud. le había colocado toda la tabla nutricional. Todo lo que necesita el cuerpo humano estaba contenido aquí por medio de las semillas.

No olvides que es mi paciente la que está relatando y puede que diga cosas que yo no he dicho o las habré dicho de otra manera, (como eso de haber colocado "toda la tabla nutricional" en un producto),

«Entonces al comer adecuadamente, en el orden que se debe comer, practicando los *"Ocho Remedios Naturales"*, dejando comida procesada, que es solamente chatarra, comiendo más crudo que cocinado, aunque sea 50%, como Ud. enseñó.

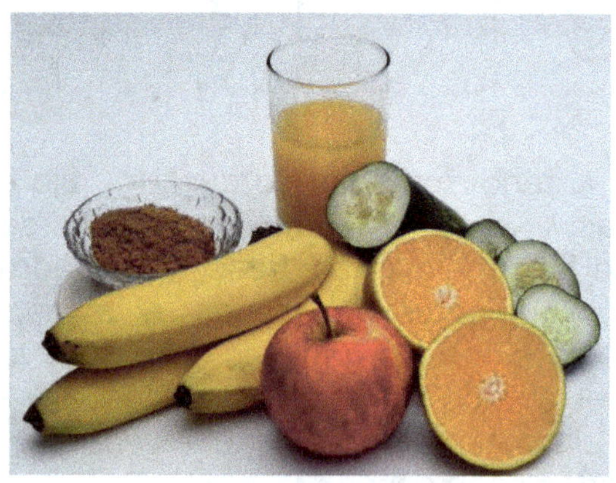

(Más adelante hay todo un capítulo que explica los 8 remedios naturales)

-«También el hecho de no tomar líquidos con las comidas, y no comer entre horas. Para mí era un orden muy estricto, porque hay que ser muy estricto… y tuve que pedir al Señor ayuda, porque también estaba acostumbrada a comer entre horas, a andar picando por ahí, comiendo por ansiedad, buscaba dulces, cosas refinadas.

>«Todo eso dejé! todo eso! y lo mismo hicieron las personas que se ordenaron con la alimentación.

-«Porque hay gente que no han hecho todos los cambios y no han tenido los resultados ofrecidos, pero a mí sí me resultó porque yo seguí al pie de la letra todas las instrucciones.

-«Ya para la primera semana yo tuve un alivio bastante grande.

-«El alivio que yo vine a tener, la mejoría, fue muy notable.

-«A la siguiente semana, es decir a los 15 días más o menos, yo tuve prácticamente un resultado casi increíble.

-«Ya no tenía problemas en la espalda, ya no me dolía, porque antes dormía solamente de frente, así recto, y no me podía virar ni para la derecha ni para la izquierda, porque si lo hacía se me producía un dolor en los brazos parecido así como cuando está hinchado algo.

«En cambio ahora ya podía girarme, dormir de lado o de otra manera y, así mismo, ya la sensibilidad en la piel se me había ido, esos dolores a las coyunturas ya no los tenía.

-«Antes, cuando hacia esfuerzo, era para morirme, pero ahora ya podía hacer esfuerzo.

-«Ya no me sentía tan friolenta, porque hasta el frio lo sentía muy grande.

-«A la tercera semana yo me vi sana, doctor… yo me vi sana!

«Así que dígalo, que ese es mi testimonio, yo me vi sana, tanto que en el clima más horrible, y frio que era en julio y agosto (*pleno invierno en Chile, especialmente en el sur*), se supone que ahí yo pasaba en cama, no quería recibir frio porque cualquier ráfaga de frio me hacía mucho daño. −

«Es en ese momento cuando yo me sentí como sana.

«En otra experiencia de hacía como diez años, ya Dios me había sanado de otras cosas.

«Entonces comencé a "huertiar",(*trabajar en la huerta*) aun en el frio… en el hielo… -

«Me salía a huertiar afuera en lo helado y no me pasaba nada.

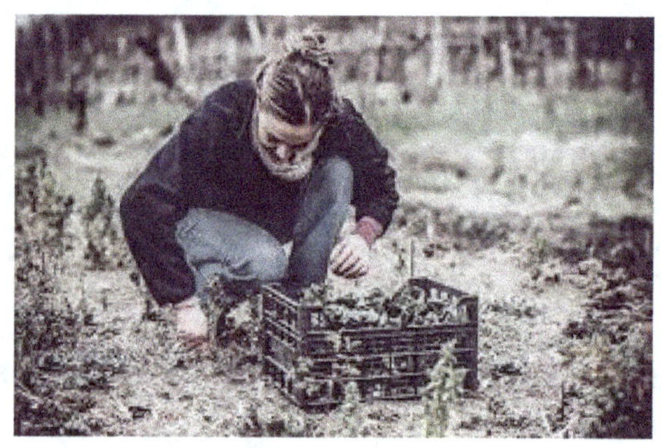

-«Ahora tengo una empresa de reciclado de colchones, cargo colchones… levanto cosas pesadas… la huerta… todo, todo. −

«¡Y he estado muy bien!

«Cuando he sentido así como algún dolorcito, es decir dolor muscular, lo veo como algo muy bueno. No son los mismos dolores de la fibromialgia, tampoco son agradables, pero son leves.

«Pero cuando he sentido otras molestias, como adormecimiento de manos o algo así, he vuelto a hacer el tratamiento como al principio, porque tengo que reconocer que cuando uno se siente sano comienza a abusar de nuevo de su cuerpo y a desordenarse.

«Comencé a comer cosas refinadas de nuevo, y eso yo antes no lo hacía!, porque seguía al pie de la letra el tratamiento. Y aunque de lo frito participo muy poco, pero participo.

«Últimamente, lo que más he hecho mal es que estoy comiendo más la comida cocinada que lo crudo, comiendo muy pocas ensaladas, porque estoy trabajando muy fuerte últimamente… y fruta prácticamente no como, muy poca fruta.

«Entonces todo esto está haciendo que mi cuerpo no rinda lo que debe rendir porque no tiene los suficientes nutrientes (estoy repitiendo nada más lo que Ud. dijo)

«Yo simplemente lo que estoy diciendo es que yo seguí los consejos, los apliqué, y pude comprobar que lo que Ud. dice es verdad.

«Agradecida del Señor que lo ha usado a Ud., como lo ha hecho, para ayudar a mucha gente.

«Yo me acuerdo muy bien que Ud. decía que cuando el cuerpo se alimenta adecuadamente, el cuerpo hace su trabajo y repara los daños que ha sufrido con una vida desordenada.

«Eso yo lo vi realmente. Lo viví, y cuando le cuento mi testimonio a la gente ellos lo creen. » *(Fin del testimonio)*

Resumiendo su historia a pocas palabras, ella hizo todo el tratamiento nutricional propuesto por este servidor y se recuperó completamente. A tal punto de convertirse nada menos que en distribuidora independiente de NutraBest, un complemento nutricional que, otra vez lo afirmo, por inspiración, fui formulando a través de los años, el cual recomiendo a todos mis pacientes con alguna enfermedad catastrófica, de esas calificadas como "incurables" y que les reportan excelentes resultados,

(Te hablaré de este producto al final del libro).

Capítulo **13**

13 UNA OPINIÓN DIFERENTE

Ahora permíteme aclararte por qué dije que "a veces mis opiniones, diferentes a las de mis colegas no suenan tan humildes", pues fue esta misma dama que, en una ocasión posterior me confesó que en la primera consulta, para sorpresa de ella que ya había visto varios especialistas en su país y sabía que se trataba de una enfermedad "incurable", yo, por mi parte (nada de humilde) le había dicho textualmente: "No te preocupes, chiquilla, esto es pan comido".

Tanta seguridad o confianza propia le llamó la atención. Aunque, honestamente, no es suficiencia propia sino el resultado de haber visto muchos casos "incurables" totalmente recuperados. Entonces, con el tiempo, vas aprendiendo e inconscientemente dices ciertas cosas que a la gente le sorprende.

Otro amigo, ya de muchos años, me confesaba hace unos días, estando de paso por Chile, que a él le llamaba mucho la atención la seguridad de mis postulados, en ocasiones totalmente opuestos a lo que un médico se supone que estudia, al punto de que, al principio dudaba si era un científico avanzado - por el hecho de vivir y practicar en EE.UU. - o un charlatán.

Me confesó que con el tiempo comprobó que mis planteamientos, aunque distintos a los postulados médicos en boga, eran siempre correctos y los resultados más que excelentes. Pero se fue al otro extremo, y basado en sus creencias metafísicas – lo cual yo respeto mucho- hoy piensa, y me lo dijo ese día, que tal vez yo sea un "Channel" de algún gran médico que vivió en el pasado.

Por mi parte, yo creo lo mismo, y estoy orgulloso de ser "Channel" de un Gran Médico, de quien sé fehacientemente que vivió en Oriente Medio, en el Siglo Primero de nuestra Era.

Ese Gran médico, a quien admiro mucho y trato de seguir en todos sus postulados se llama Jesús de Nazaret o, simplemente, Jesucristo Nuestro Señor.

C A P Í T U L O **14**

14 ARTRITIS REUMATOIDE

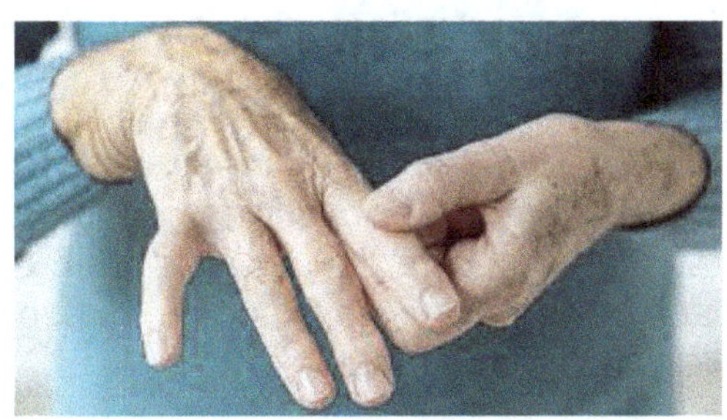

La verdad pura es que el nombre correcto es Artritis Reumatoidea , porque esta dolencia "idea" o imita a la Artritis Reumática, que en el pasado hacía estragos en las poblaciones.

Pero esta es una dolencia provocada por una toxina producida por una bacteria, el estreptococo betahemolítico, que comúnmente afecta mayormente a niños, a nivel de la garganta (faringitis, amigdalitis, glositis, etc.).

Actualmente, esta bacteria se elimina fácilmente con antibióticos, pero antes de la era antibiótica, que comenzó apenas hace 70 años, la bacteria seguía su curso natural.

La toxina provoca daños renales, cardiacos y articulares, siendo las lesiones cardiacas (valvulitis) las más desastrosas, al punto de que, en jerga médica, se decía que "la enfermedad reumática lame las articulaciones, pero muerde el corazón".

Al igual que en las dolencias más arriba descritas, y con el objetivo de dejar bien claro lo que es y cómo la ciencia médica maneja la artritis reumatoide, me voy a limitar a transcribirte lo que la Arthritis Foundation (Fundación para la Artritis en EE.UU. enseña y dictamina sobre la enfermedad:

Artritis reumatoide

¿Qué es?

La artritis reumatoide (AR) es una forma común de artritis que causa inflamación en el revestimiento de las articulaciones, causando calor, reducción en el rango de movimiento, hinchazón y dolor en la articulación.

La AR tiende a persistir durante muchos años, suele afectar diferentes articulaciones del cuerpo y puede causar daños en cartílagos, huesos, tendones y ligamentos de las articulaciones.

¿En qué se diferencia la AR de otras formas de artritis?

Una manera de distinguir la AR de otros tipos de artritis es por el patrón de las articulaciones afectadas. Por ejemplo, la AR afecta la muñeca y muchas de las articulaciones de la mano pero, por lo general, no afecta las articulaciones que están más próximas a las uñas. Por el contrario, la osteoartritis, un tipo de artritis más común, afecta más a menudo a las articulaciones más próximas a las uñas que otras áreas de la mano.

Otras articulaciones que pueden verse afectadas por la AR incluyen:

- los codos

- los hombros

- el cuello

- la mandíbula

- las caderas

- las rodillas

- los tobillos

- los pies

La espina dorsal no suele ser afectada directamente por la AR, a excepción del cuello.

Otra característica esencial de la AR es que las articulaciones en ambos lados del cuerpo tienden a verse afectadas. Es decir, si los nudillos de la mano derecha están inflamados, es probable que algunos nudillos de la mano izquierda también lo estén.

El patrón general de las articulaciones afectadas, junto con ciertos resultados en pruebas de laboratorio o rayos X, hacen posible que un médico pueda distinguir la AR de otras afecciones.

¿Cuál es la causa?

Todavía no se sabe la causa de la AR; sin embargo, el sistema inmunológico del cuerpo desempeña un papel importante en la inflamación y en el daño que la AR ocasiona en las articulaciones.

El sistema inmunológico es la defensa del cuerpo contra bacterias, virus y otras células extrañas. En la AR, el sistema inmunológico ataca a las propias articulaciones y pudiera afectar a otros órganos del cuerpo. En la AR, las células del sistema inmunológico invaden los tejidos de las articulaciones y provocan inflamación. Estas células en el tejido y en el líquido de la articulación producen muchas sustancias, entre las que se incluyen enzimas, anticuerpos y citosinas, que atacan la articulación y pueden dañarla.

El papel de los genes

Los genes desempeñan un papel importante en el desarrollo de la AR. Los genes que están asociados con la AR son más frecuentes en la población anglosajona. Sin embargo, no todas estas personas llegarán a desarrollar AR. Se cree que estos genes generan, en algunas personas, una susceptibilidad o tendencia a incrementar el riesgo de desarrollar AR.

Aún se desconoce la razón por la cual algunas personas que poseen estos genes presentan mayor riesgo de desarrollar AR y otras no.

¿Cuáles son los síntomas?

Los síntomas de la AR varían de una persona a otra y en casi todas las personas también varían de un día para el otro, aunque siempre existe un cierto grado de artritis.

En algunas personas, la enfermedad puede ser leve, con períodos de actividad (en los que la inflamación de las articulaciones empeora) conocidos como períodos de agudización. En otras, la enfermedad permanece activa continuamente y empeora, o progresa con el paso del tiempo.

Articulaciones que se pueden ver afectadas por la artritis reumatoide:

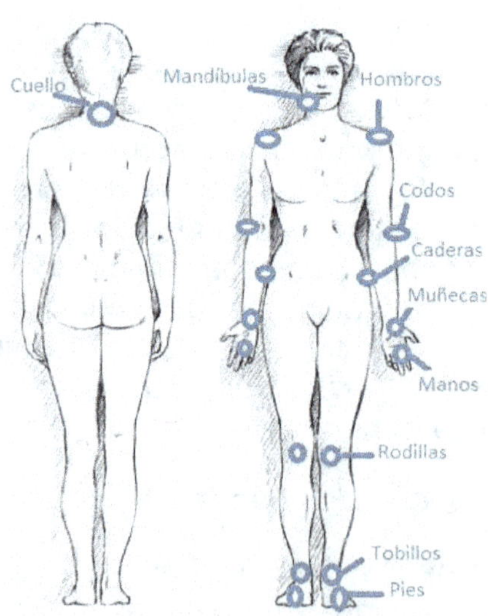

Si tiene AR, es probable que sienta los siguientes síntomas en algunas articulaciones:

- Ardor

- hinchazón

- hipersensibilidad

- enrojecimiento

- dolor frecuente

- dificultad en la movilidad

Estas señales físicas de la artritis se deben a la inflamación del revestimiento, o sinovial, de las articulaciones. Si esta inflamación persiste o no responde bien al tratamiento, puede causar la destrucción de cartílago, hueso, tendones y ligamentos adyacentes, conduciendo así, a las deformidades de las coyunturas.

La artritis reumatoide puede hacerle sentir completamente enfermo, particularmente durante los períodos de agudización y usted podría:

- perder el apetito

- perder peso

- tener poca energía

- presentar fiebre de temperatura baja (febril)

- desarrollar anemia, y

- desarrollar nódulos reumatoides bajo la piel

La artritis reumatoide puede afectar diferentes partes de una articulación, como:

- la membrana

- la cápsula articular

- el hueso

- el músculo

- las bursas

- los tendones

- el líquido Sinovial

- el cartílago

A menudo los nódulos reumatoides se forman sobre áreas óseas expuestas a presión. Éstos frecuentemente se encuentran alrededor del codo, y también en otras partes del cuerpo, como los dedos, sobre la espina dorsal o en los pies.

En ocasiones, las personas con AR presentan inflamación del

- pericardio (pericarditis)

- los pulmones (pleuritis)

- el tejido pulmonar (neumonitis)

- las glándulas lacrimógenas y salivares (síndrome de sica / resequedad o síndrome de Sjögren)

- los vasos sanguíneos (vasculitis)

Pruebas De Laboratorio

Ciertos análisis detectan la presencia de un anticuerpo llamado factor reumatoide, el que puede ser una señal de AR. Sin embargo, el factor reumatoide se halla también en muchas personas que no tienen de AR.

Otras anomalías que se descubren a través de pruebas de laboratorio, incluyen la anemia, una elevada velocidad de sedimentación globular media (VSG), y proteína C reactiva (PCR), las cuales indican presencia de inflamación.

Aunque estos análisis de sangre pueden ser útiles para establecer un diagnóstico, no hay una prueba única que pueda establecer o excluir un diagnóstico de AR.

PCR en covid-19. No se debe confundir este estudio de proteína C reactiva (PCR) con el estudio para detectar el covid-19, en el que PCR significa: Polymerase Chain Reaction, o reacción en cadena de la polimerasa, el cual es un método de laboratorio que sirve para hacer muchas copias de un trozo determinado de ADN a partir de una muestra que tiene cantidades diminutas de este. Con la PCR se amplifica (multiplica) ese trozo de ADN para que se pueda detectar. A veces la PCR se usa para identificar determinados cambios en un gen o cromosoma que ayudan a detectar y diagnosticar una afección genética o una enfermedad, como el cáncer. También se usa para identificar trozos de ADN de determinadas bacterias, virus o microorganismos para diagnosticar una infección. También se llama RCP (reacción en cadena de la polimerasa).

Rayos X

Aunque durante la primera etapa de la AR las radiografías suelen resultar normales, los daños articulares que pueden aparecer a medida que progresa la enfermedad, ayudan a confirmar el diagnóstico.

Consulte con un reumatólogo siempre que haya dudas sobre el diagnóstico.

Opciones de tratamiento

En la actualidad, no existe cura para la AR y tal vez hasta que no se conozca una causa de la AR, probablemente no será posible erradicar la enfermedad por completo.

Sin embargo, el tratamiento inmediato es crucial y en la actualidad existen tratamientos con medicamentos muy eficaces.

Los métodos actuales de tratamiento se centran en:

- aliviar el dolor

- reducir la inflamación

- detener o retrasar el daño articular

- mejorar las funciones y el bienestar del paciente.

El programa de tratamiento será adaptado de acuerdo con sus necesidades teniendo en cuenta la gravedad de la artritis, si existieran otras afecciones clínicas y su propio estilo de vida. Su médico y otros miembros de su equipo de asistencia médica trabajarán en conjunto para encontrar el mejor programa de tratamiento para usted.

¿Qué medicamentos se utilizan?

Los medicamentos que se utilizan para tratar la AR se pueden dividir en dos grupos:

1. los que pueden aliviar los síntomas; y

2. los que pueden modificar la enfermedad.

Su médico quizás le recomiende el uso de dos o más medicamentos en forma simultánea, cada uno de los cuales tendrá un propósito específico en el tratamiento de la AR. Algunos de estos medicamentos afectan el sistema inmunológico o tienen efectos secundarios, por lo que será de gran importancia una cuidadosa supervisión durante el tratamiento.

Es necesario considerar que, aunque todos los medicamentos (incluso aquellos cuya venta no está restringida) tienen efectos secundarios, es necesario el tratamiento pronto de la AR, ya que si no se la trata puede causar problemas serios, como la destrucción de las articulaciones.

Por lo tanto, las decisiones relacionadas con el tratamiento deben hacerse pensando también en los beneficios del tratamiento (alivio del dolor, prevención de la discapacidad) y los riesgos. Inclusive se debe analizar el costo de la utilización de ciertos tipos de fármacos.

Ejercicio, actividad y descanso: ¿Cuánto debe hacer?

Los médicos y terapeutas saben que el ejercicio puede mejorar su salud y aptitud física sin lesionar las articulaciones. La actividad física moderada y habitual ayuda a:

- disminuir la fatiga

- los músculos y huesos

- aumentar la flexibilidad y la energía

- mejorar la sensación de bienestar general

- ¿Puede la dieta ayudar a controlar la AR?

En la mayoría de las personas que tienen de AR, no se ha logrado comprobar si cambios en la dieta pueden ser la causa o pueden aliviar los síntomas de la AR.

Sin embargo, es muy importante mantener una dieta saludable que incluya cantidades adecuadas de proteína y calcio.

Durante los períodos de agudización de la artritis, puede perder apetito y peso. Durante estos períodos, es importante consumir suficientes calorías.

Cuando la artritis esté menos activa o si toma cortico–esteroides, es importante que evite el aumento excesivo de peso.

(No olvides que esto es lo que dice la Arthritis Foundation (Fundación para la Artritis en EE.UU).

¿Puede ayudar un clima diferente?

La artritis reumatoides se presenta en todas las regiones del mundo, por lo tanto el clima no puede prevenirla, ni curarla. Muchas personas con AR observan que los cambios repentinos del clima o la presión barométrica tienden a agravar los síntomas de su artritis. Para la mayoría de los individuos, el mudarse a un clima diferente no representa una gran diferencia en la artritis que tienen, como para justificar esa mudanza.

Mi Experiencia Profesional Con Artritis Reumatoide.

Indudablemente, hay muchísimo más que agregar sobre el tema, ofrecido en miles de artículos médicos e investigativos, pero mi interés no es profundizar sobre lo que las grandes instituciones dicen, sino en lo que te pueda servir a ti como víctima de esta dolorosa enfermedad.

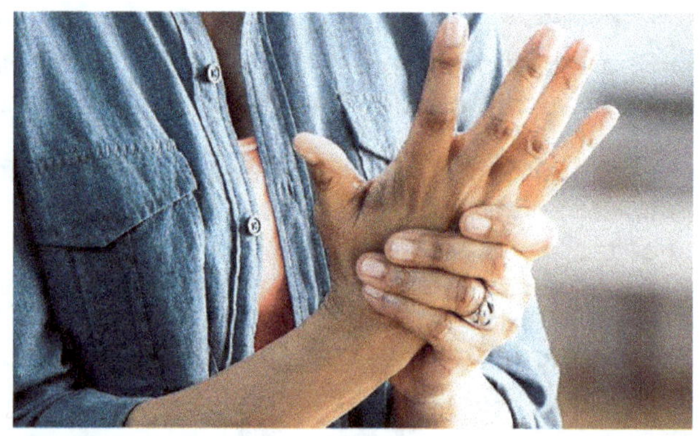

Tatianne, vive en una ciudad cercana a mi casa.

Su motivo de consulta fue un cuadro de artritis bastante doloroso en invalidante, aunque al momento de consultar no presentaba grandes e irreversibles deformaciones.

Sin embargo, estaba desde hacía mucho tiempo, (años), en tratamiento con analgésicos, antinflamatorios esteroidales y no-esteroidales, además de una inyección semanal de metrotexate

Metrotexate es un medicamento llamado antimetabolito, que fue uno de los primeros fármacos usados en el tratamiento quimioterapéutico del cáncer; y se sigue usando. Sus efectos colaterales son altamente dañinos pues está orientado a disminuir la velocidad de multiplicación celular, lo cual no solo afecta las células cancerosas, que se multiplican mucho más rápido que las otras células del cuerpo en general, sino que afecta principalmente las células sanguíneas.

No obstante, a pesar de todo lo "fuerte" del tratamiento recibido, Tatianne no mostraba mejoría alguna, apenas una poco más de tolerancia al dolor.

Bastó con ayudarle a modificar su dieta habitual para que en menos de 2 semanas esta paciente ya no tuviera dolor, ni inflamación ni grandes limitaciones de movimiento. Para la tercera semana suspendió el metotrexate y casi todos los otros medicamentos, sin necesidad de volver a usarlos.

Sin embargo, algunos meses después, al enterarme que de nuevo tenia los mismos dolores, me confesó que su médico la había puesto de nuevo en un régimen de analgésicos y antinflamatorios, relajantes musculares y metrotexate.

La razón de todo el retroceso no era otra que haber vuelto, poco a poco, a su dieta habitual, aunque con ello había también vuelto la enfermedad.

Todo esto no hace más que demostrar que gran parte del sufrimiento que mucha gente acarrea – que en este caso es por artritis- podría ser completamente evitado si sólo tuvieran la capacidad de comer lo que les hace bien y no comer lo que les hace mal.

CAPÍTULO 15

15 GLAUCOMA

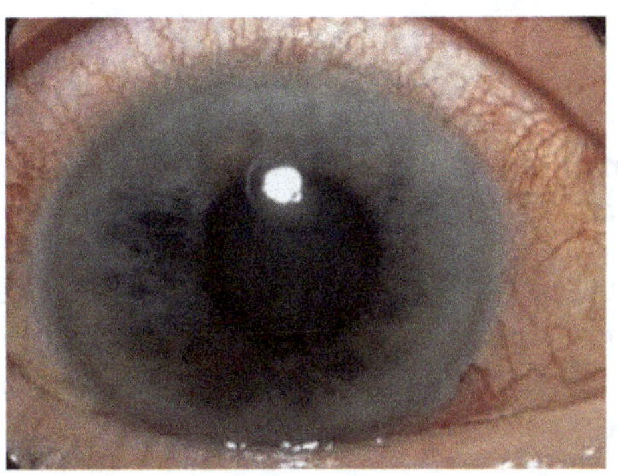

Se denomina glaucoma, a un trastorno oftalmológico que se expresa como un aumento anormal y sostenido de la presión intraocular.

Al igual que en los casos anteriores, voy a transferirles parte de lo que la ya conocida Clínica Mayo comenta, en español, sobre esta dolencia:

Glaucoma

El glaucoma es un grupo de afecciones oculares que dañan el nervio óptico, cuya salud es vital para tener una buena vista. Este daño a menudo se produce por una presión en el ojo más alta de lo normal.

La presión ocular elevada se debe a una acumulación de líquido (humor acuoso) que circula dentro del ojo. Por lo general, este líquido interno drena a través de un tejido llamado malla trabecular en el ángulo en el que se juntan el iris y la córnea. Cuando se produce un exceso de líquido o el sistema de drenaje no funciona de manera correcta, el líquido no puede salir a su ritmo normal y aumenta la presión ocular.

El glaucoma suele ser hereditario. Los científicos han identificado, en algunas personas, genes vinculados con una presión ocular alta y con una lesión en el nervio óptico.

El glaucoma es una de las principales causas de ceguera para las personas mayores de 60 años. Puede producirse a cualquier edad, pero es más común en adultos mayores.

Muchas formas de glaucoma no presentan signos de advertencia. El efecto es tan gradual que es posible que no notes un cambio en la vista hasta que la afección se encuentre en una etapa avanzada.

Dado que no se puede recuperar la pérdida de la vista debido al glaucoma, es importante realizarse exámenes oculares periódicos que incluyan mediciones de la presión ocular para poder realizar un diagnóstico en las etapas iniciales y tratarlo adecuadamente. Si se detecta el glaucoma en una etapa temprana, la pérdida de la vista se puede retardar o prevenir. Si padeces la afección, generalmente necesitarás tratamiento por el resto de su vida.

Si no se trata, el glaucoma causará ceguera a largo plazo. Incluso con tratamiento, aproximadamente el 15 % de las personas con glaucoma se quedan ciegas de al menos un ojo dentro del período de 20 años.

Glaucoma de tensión normal

En el glaucoma de tensión normal, el nervio óptico se daña a pesar de que la presión del ojo se encuentra dentro del rango normal. Nadie conoce la causa exacta. Es posible que tengas un nervio óptico sensible o que llegue menos sangre al nervio óptico. Esta circulación sanguínea limitada podría ser producto de la aterosclerosis, la acumulación de depósitos de grasa (placa) en las arterias, u otras afecciones que dificultan la circulación.

Factores de riesgo

Dado que las formas crónicas de glaucoma pueden destruir la visión antes de que los signos y los síntomas sean aparentes, tienes que conocer estos factores de riesgo:

Tener presión interna ocular alta (presión intraocular)

Tener más de 60 años

Ser afroamericano, asiático o hispano

Tener antecedentes familiares de glaucoma

Tener determinadas enfermedades, como diabetes, una enfermedad cardíaca, presión arterial alta, o anemia drepanocítica

Tener córneas delgadas en el centro

Tener miopía o hipermetropía extremas

Haber tenido una lesión en el ojo o ciertos tipos de cirugía ocular

Tomar corticoesteroides, especialmente gotas oftálmicas, durante un largo tiempo

Prevención

Estos pasos de cuidado personal pueden ayudarte a detectar el glaucoma en una etapa temprana, lo que es importante para prevenir la pérdida de la visión o para disminuir la velocidad de avance.

Realízate regularmente un examen con dilatación ocular. Realizar con regularidad un examen completo del ojo puede ayudar a detectar el glaucoma en una etapa temprana, antes de que ocurra un daño significativo. Como regla general, American Academy of

Ophthalmology (Academia Americana de Oftalmología) recomienda realizarse un examen completo del ojo cada 5 a 10 años si tienes menos de 40 años; cada 2 a 4 años si tienes entre 40 y 54 años; cada 1 a 3 años si tienes entre 55 y 64 años; y cada 1 a 2 años si tienes más de 65 años. Si tienes riesgo de tener glaucoma, necesitarás realizar un análisis para la detección con mayor frecuencia. Pídele al médico que te recomiende el cronograma de análisis para la detección que sea adecuado para ti.

Tienes que conocer los antecedentes médicos oculares de tu familia. El glaucoma suele heredarse. Si tienes un riesgo mayor, necesitarás realizar un análisis para la detección con mayor frecuencia.

Hacer actividad física segura. La actividad física regular y moderada puede ayudar a prevenir el glaucoma porque reduce la presión ocular. Habla con el médico sobre un programa de ejercicios adecuado.

Utiliza con regularidad gotas oftálmicas con prescripción. Las gotas oftálmicas para el glaucoma pueden reducir significativamente el riesgo de que la presión ocular alta avance hasta un glaucoma. Para que sean efectivas, tienes que utilizar con regularidad las gotas oftálmicas prescritas por el médico, incluso si no tienes síntomas.

Utiliza protección para los ojos. Las lesiones graves en el ojo pueden causar glaucoma. Colócate protección para los ojos cuando utilices herramientas eléctricas o participes en juegos con raqueta de alta velocidad en canchas cerradas.

Escrito por personal de Mayo Clinic

Mi experiencia personal.

Si alguien piensa que todo lo que escribo es sólo en base a mi experiencia profesional con mis pacientes, se equivoca.

Yo mismo he sido y soy víctima de dolencias autoinmune:

artritis reumatoides tendinitis, fibromialgia, alergia atópica, glaucoma.

Mi padre tenía una deformación, un solevantamiento, sobre la uña del dedo pulgar derecho, cosa que a mí me tocó por herencia.

Aunque, médicamente hablando, no hay pruebas de que la artritis sea hereditaria, hay algunos elementos genéticos que, sumados a ciertos factores ambientales, facilitarían el desarrollo de un cuadro artrítico (Epigenética).

Sin embargo, siguiendo mis propios postulados nutricionales, los mismos que aplico a mis pacientes, he podido controlar cualquier avance patológico, sin desconocer que, cuando consumo algún alimento o comida que no es muy saludable, o no es saludable en absoluto, como helados, chocolates dulces, galletas, etc., aunque sea en mínima cantidad, *(apenas para no ser considerado como "exagerado" cuando de invitado en alguna celebración)*, enseguida siento el impacto en las manos y, cuando voy subiendo un cerro en una caminata, en las rodillas.

En pocas palabras, soy mi propio libro de texto en cuanto al impacto de las comidas, bebidas, ejercicio, hidratación, etc., con respecto a las dolencias autoinmune.

Ocasionalmente, he sentido también el efecto del cambio de la presión atmosférica sobre las articulaciones y los grandes bronquios, al punto de sorprender a mi esposa prediciendo lluvia sin haber visto los informes meteorológicos, lo cual me avisa que algo estoy haciendo mal y me apresuro en descubrirlo y corregirlo.

La fibromialgia se expresa en sensibilidad muscular al realizar ciertos movimientos, o ciertos ejercicios.

No sé si otras personas son tan sensibles como yo, pero si ingiero cualquier cosa que tenga lácteos o proteína animal, por muy disfrazada que está, rápidamente me produce prurito (picazón).

Sin duda, mientras más limpio esté tu organismo, más sensible será a cualquier cosa diferente.

El glaucoma me ha jugado muy malas pasadas, pero he aprendido que la presión intraocular está en directa relación con las comidas (y el estrés).

Un colega oftalmólogo me confirmó que había ciertos tipos de glaucoma que tenían conexión autoinmune, pero que no se podían diferenciar.

Concluí que, por lo menos en mi caso, no puedo negar la relación autoinmune, pues, luego de ser estricto en ciertas comidas la presión intraocular ha disminuido en forma mantenida, al punto que un especialista en EE. UU. me dijo que ya no tenía glaucoma en mi ojo derecho, antes tenía en ambos.

De hecho, uso las gotas en forma ocasional, especialmente cuando no he comido del todo saludable, como cuando viajo, o no he descansado suficiente.

Con esto no quiero decir que todos los tipos de glaucoma son autoinmunes, y que la dieta y el ejercicio, van a remplazar las medicinas usadas en su manejo, pero sí que hay un gran beneficio en modificar el estilo de vida, especialmente si se trata de un glaucoma autoinmune.

Capítulo **16**

16 Artritis Reumatoides Juvenil

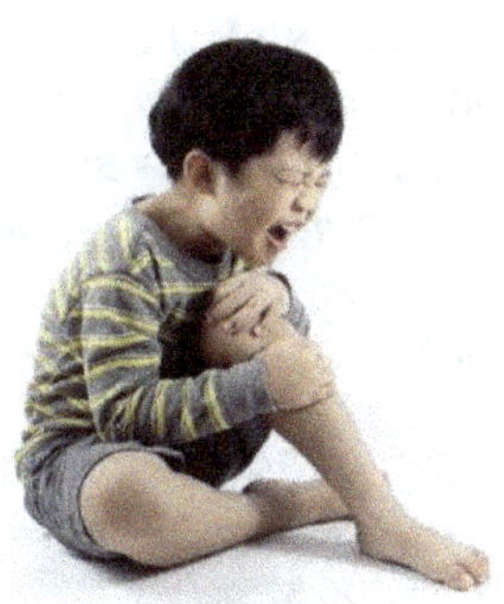

Al igual que en los casos mencionados más arriba, también aquí te voy a transcribir un resumen de lo que las diferentes Entidades Clínicas enseñan acerca de esta enfermedad. En este caso lo que dice la Sociedad Americana de Reumatología y la ya conocida Clínica Mayo:

QUÉ ES LA ARTRITIS JUVENIL

La Artritis Idiopática Juvenil (AIJ) es una enfermedad crónica que se presenta antes de los 16 años, caracterizada por inflamación articular persistente (artritis), dolor y rigidez en las articulaciones.

Los signos característicos son:

- *Inflamación articular*

- *Dolor*

- *limitación de la movilidad de la articulación.*

- *Fatiga*

"Idiopática" significa que no conocemos la causa de la enfermedad, y "Juvenil", en este caso, que los síntomas aparecen antes de los 16 años de edad.

¿Cuál es la causa de la enfermedad?

Se piensa que la artritis idiopática juvenil es consecuencia de una respuesta anormal (de causa desconocida) de nuestro sistema inmune, en el que éste pierde su capacidad para diferenciar lo "ajeno" de lo "propio" y ataca a sus propias articulaciones. Por ello, estas enfermedades se llaman "autoinmunes", indicando que es nuestro propio sistema inmune es el que reacciona contra nuestros órganos.

Los mecanismos exactos que producen AIJ o la mayoría de las enfermedades inflamatorias crónicas en el humano son desconocidos.

La AIJ no es una enfermedad hereditaria ya que no se puede transmitir directamente de padres a hijos. Sin embargo sí existen factores genéticos, insuficientemente caracterizados todavía, que predisponen a padecer la enfermedad.

Los científicos que estudian la AIJ están de acuerdo en que la enfermedad es "multifactorial", esto es, que se produce como resultado de la combinación de una predisposición genética y de la exposición a algún agente ambiental, probablemente de tipo infeccioso. Sin embargo, aunque exista predisposición genética, es excepcional que dos niños de una misma familia tengan la enfermedad

¿Cómo se diagnostica?

Se habla de AIJ cuando la enfermedad comienza antes de los 16 años, la artritis dura más de 6 semanas (principalmente para descartar algunas artritis transitorias que se producen después de ciertas infecciones vira-les), y su causa es desconocida (lo que quiere decir que se han descartado otras enfermedades que pueden producir artritis).

En definitiva, el término AIJ incluye todas las formas de artritis persistente de causa desconocida que aparecen en la infancia. Dentro de la AIJ se incluyen varios tipos distintos de artritis.

El diagnóstico de AIJ se basa en detectar la presencia de artritis persistente descartando otras causas de artritis a través de la historia clínica, la exploración física y las pruebas complementarias.

¿Qué les pasa a las articulaciones?

La membrana sinovial que envuelve la articulación por dentro, habitualmente es muy delgada. Cuando existe inflamación, sin embargo, la membrana sinovial se ha-ce mucho más gruesa y se llena de células inflamatorias, al tiempo que aumenta la cantidad de líquido sinovial que contiene la articulación. Esto produce hinchazón, dolor y limitación de la movilidad.

Una característica de la inflamación articular es la rigidez que se produce después de un reposo prolongado; por ello es particularmente intensa por la mañana (rigidez matinal).

A menudo el niño intenta reducir el dolor mantenien-do la articulación en una posición que se encuentra a medio camino entre la flexión y la extensión de esta; esta posición se denomina "anti álgica" para destacar el hecho de que se produce para reducir el dolor.

Si no se trata adecuadamente la inflamación articular puede producir daños a través de 2 mecanismos:

a) la membrana sinovial aumenta mucho de grosor

(formando el llamado "pannus sinovial") y, a través de la liberación de distintas sustancias, provoca la erosión del cartílago articular y del hueso;

b) el mantenimiento prolongado de una posición antiálgica produce atrofia muscular y estiramiento o retracción de los músculos y tejidos blandos que se hallan alrededor de la articulación, lo que termina produciendo una deformidad en flexión.

Alrededor de 1 de cada 1.000 niños desarrolla algún tipo de artritis crónica. Estos trastornos pueden afectar a los niños de cualquier edad, aunque rara vez en los primeros seis meses de vida. Se estima que alrededor de 300.000 niños en los Estados Unidos han sido diagnosticados con la enfermedad.

Hay muchos términos utilizados para describir a un niño con artritis crónica. Estos incluyen artritis reumatoide juvenil, artritis crónica juvenil y artritis idiopática juvenil. Si bien la AIJ es utilizada principalmente por los especialistas en reumatología pediátrica, la ARJ se usa comúnmente en los Estados Unidos.

La artritis juvenil puede involucrar una o muchas articulaciones y también puede causar una inflamación ocular silenciosa. También puede causar otros síntomas como fiebres o erupciones.

La artritis idiopática juvenil, anteriormente denominada "artritis reumatoide juvenil", es el tipo más frecuente de artritis en los niños menores de 16 años de edad.

La artritis idiopática juvenil puede causar dolor, inflamación y rigidez articular persistentes. Algunos niños podrían experimentar síntomas durante unos pocos meses solamente, mientras que otros presentan síntomas por muchos años.

Algunos tipos de artritis idiopática juvenil pueden causar complicaciones graves, por ejemplo, trastornos de crecimiento, daño articular e inflamación ocular. El tratamiento se centra en controlar el dolor y la inflamación, mejorar la función y prevenir el daño.

PERLA

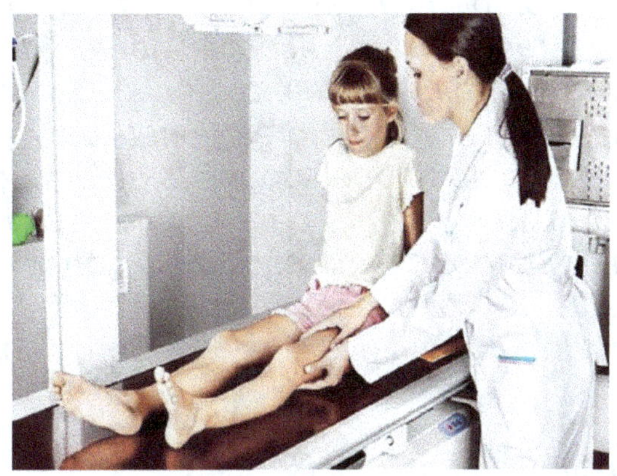

Perla, era una niña de apenas 8 años de edad cuando sus padres la trajeron a mi consulta. Venía de haber estado hospitalizada varias veces en los últimos meses. Al principio con diagnósticos inciertos y finalmente con otros más específicos, pero igualmente malos, es decir de mal pronóstico.

Se veía una niña en muy malas condiciones generales, enflaquecida, decaída y notoriamente bajo el efecto de varios medicamentos.

Su historia incluía un diagnóstico de artritis juvenil, y haber sido hospitalizada para ser sometida a un tratamiento intensivo con corticoides. Dada de alta, siguió con el tratamiento en forma ambulatoria.

Para los tres meses de tratamiento, su madre notó que había sangre en sus deposiciones, y hechos los estudios correspondientes, al cuadro de artritis se sumó el diagnostico de colitis ulcerosa, lo que obligó al uso de azitromicina y otros fármacos que la madre no sabe especificar, pero que refiere que también le produjeron un efecto "adverso".

Más tarde se agrega otro diagnostico denominado Síndrome de Activación Macrofágica.

"El Síndrome de Activación Macrofágica (SAM) supone

una de las complicaciones más graves de algunas enfermedades reumáticas, especialmente de la artritis idiopática juvenil de inicio sistémico (AIJs). Se desarrolla por la confluencia de diversos factores genéticos y ambientales. El estado proinflamatorio que supone la enfermedad de base puede ser estímulo suficiente para su desarrollo, sobre todo al debut. Sin embargo, es imprescindible considerar siempre la posibilidad de desencadenantes tanto infecciosos, especialmente el virus de Epstein Barr, como farmacológicos.

La triada clínica típica del SAM es

- *-fiebre,*
- *-linfadenopatías y*
- *-hepatoesplenomegalia.*

Sin embargo, puede presentarse simplemente como un empeoramiento brusco de la enfermedad de base, con afectación multi orgánica, pudiendo simular una sepsis. Es importante tener en cuenta que los pacientes en tratamiento con fármacos biológicos pueden presentar una sintomatología mucho menos expresiva".

Este último diagnostico llevo a la suspensión de la terapia con azitromicina y los "otros" medicamentos a pesar de que su colitis seguía activa. Pero, como vemos en la descripción del SAM siempre hay que estar atento a otro tipo de infecciones, ya sea virales o bacterianas.

Según relata su madre, Perla se complicó con una infección bacteriana seria, nada menos que clostridium dificile, una bacteria que provoca diarrea y hasta puede causar la muerte a muchas personas.

Al tratamiento con corticoides en curso se le agregó ciclosporina, "mucha ciclosporina"- acota su madre - un medicamento inmunosupresor, muy fuerte, que se usa mayormente en pacientes trasplantados con el objetivo de evitar el rechazo del trasplante.

La suma de los cuadros patológicos y la intensidad de los tratamientos instaurados configuraban la condición clínica de esta niña cuando llego a mi consulta.

Condición que, gracias a Dios, respondió rápidamente al tratamiento nutricional, con una completa remisión de los cuadros clínicos y una restauración total de la paciente.

Actualmente, ocho años después de la primera y única vez que vino a mi consulta, Perla es una adolescente que desarrolla una vida normal como cualquier niña de su edad, sin dolores ni sintomatología de artritis, ni de colitis ulcerosa, ni de ningún otro tipo.

CAPÍTULO **17**

17 UN ÚLTIMO CASO

Estoy seguro de que la gran mayoría de los lectores recuerdan quien fue Stephen Hawking.

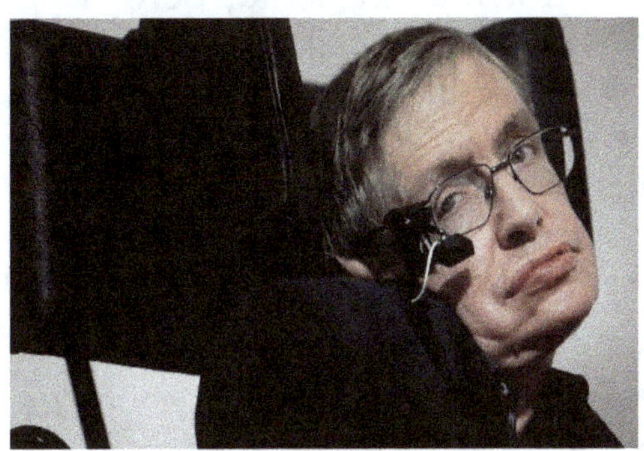

Un renombrado y admirable científico Físico Teórico británico, quien a pesar de sus discapacidades físicas y de las progresivas limitaciones impuestas por la enfermedad degenerativa que padecía, Stephen Hawking es probablemente el Físico más conocido entre el gran público desde los tiempos de Einstein. Luchador y triunfador, a lo largo de toda su vida logró sortear la inmensidad de impedimentos que le planteaba el mal de Lou Gehrig, una esclerosis lateral amiotrófica (ELA) que le aquejó desde que tenía veinte años. Hawking fue, sin duda, un caso particular de vitalidad y resistencia frente al infortunio del destino.

No obstante mi intención en estas páginas no es destacar la vida y labor de este grandioso científico, sino de la lastimosa enfermedad que opacó y derritió gran parte de su vida, la Esclerosis Lateral Amiotrófica.

Infelizmente, no me percaté de su real enfermedad hasta el día de su muerte. Para él hubiera sido una tremenda ventaja haber podido aliviarse de esa dolencia catastrófica pues, si a pesar de ella, logró lo que nunca nadie antes logró en el campo de la Física, cuánto hubiera sido su éxito si hubiese sido capaz de desplazarse y usar todas sus facultades físicas sin ningún impedimento.

Por mi lado, si lo hubiese podido ayudar hubiera llegado a ser conocido por mucha gente, pero no por el engañoso hecho de ser famoso, sino porque así como él se habrían beneficiado quien sabe cuántos miles de personas en el mundo, pues se hubiera demostrado que sí hay cura para esta y muchas otras enfermedades similares.

Adivino que se estarán preguntando que quiero decir con todo esto.

Simplemente que la ELA, en mi humilde opinión, no es algo incurable.

Personalmente, me ha tocado por lo menos tratar un caso, y ese caso está vivo y en óptimas condiciones.

Debo admitir que la especialidad que yo practico está aún muy lejos de ser vista científicamente como una verdadera solución a muchos, sino a todos, de estos desastres auto–inmunes.

Aún a pesar de que, dentro del área médica, existe el consenso generalizado de un estilo de vida saludable como aliado importante de cualquier terapia en una enfermedad crónica.

Sin embargo, no hay consenso ni apoyo para estudiar y aplicar las técnicas simples de la Medicina Nutricional.

Por otro lado, el público en general no sabe que existen tales curas; y tal vez esto se deba también en gran parte a que hay mucho charlatán suelto por todos lados, entonces para que una persona con este tipo de dolencias llegue a mi consulta es prácticamente como sacarse la lotería, ¡una chance entre millones!

El caso que tuve en suerte tratar es el de un muchacho mexicano, al que nunca vi mientras estaba enfermo, pero lo traté a la distancia, por medio de su tío a quien yo conozco y somos amigos.

Pero antes de continuar con mi relato te voy a transcribir lo que la Clínica Mayo enseña al respecto:

"La Esclerosis Lateral Amiotrófica, o ELA, es una enfermedad progresiva del sistema nervioso que afecta las células nerviosas en el cerebro y la médula espinal, y causa pérdida del control muscular.

La ELA a menudo se llama enfermedad de Lou Gehrig, en honor al jugador de béisbol al que se le diagnosticó la enfermedad. Los médicos generalmente no saben por qué ocurre la ELA. Algunos casos son hereditarios.

La ELA a menudo comienza con:

-fasciculaciones musculares y

-debilidad en una extremidad o

-dificultad para hablar.

Eventualmente, la ELA afecta el control de los músculos necesarios para:

-moverse,

-hablar,

-comer y

-respirar.

No hay cura para esta enfermedad mortal.

Síntomas

Los signos y síntomas de la ELA varían mucho de una persona a otra, según qué neuronas estén afectadas. Algunos signos y síntomas son:

Dificultad para caminar o realizar actividades diarias normales

Tropezones y caídas

Debilidad en las piernas, los pies o los tobillos

Debilidad o torpeza en las manos

Dificultad para hablar o problemas para tragar

Calambres musculares y espasmos en brazos, hombros y lengua

Llanto, risa o bostezos inapropiados

Cambios cognitivos y de comportamiento

La ELA con frecuencia comienza en las manos, los pies o las extremidades y luego se extiende a otras partes del cuerpo.

A medida que la enfermedad avanza y las células nerviosas se destruyen, los músculos se debilitan. Esto eventualmente afecta la masticación, la deglución, el habla y la respiración.

Generalmente no hay dolor en los estadios tempranos de la ELA, y el dolor es poco común en los estadios avanzados. La ELA no suele afectar al control de la vejiga ni a los sentidos.

Causas

La ELA afecta las células nerviosas que controlan los movimientos voluntarios de los músculos, como caminar y hablar (neuronas motoras). La ELA hace que las neuronas motoras se deterioren gradualmente y luego mueran.

Las neuronas motoras se extienden desde el cerebro hasta la médula espinal y los músculos de todo el cuerpo.

Cuando las neuronas motoras están dañadas, dejan de enviar mensajes a los músculos, por lo que los músculos no pueden funcionar.

La ELA se hereda en el 5 % al 10 % de las personas. Se desconoce la causa en el resto de las personas.

Los investigadores continúan estudiando las posibles causas de la ELA. La mayoría de las teorías se centran en una interacción compleja entre los factores genéticos y ambientales.

Problemas respiratorios

Con el tiempo, la Esclerosis Lateral Amiotrófica paraliza los músculos que usas para respirar. Es posible que necesites un dispositivo que te ayude a respirar por la noche, similar a lo que una persona con apnea del sueño podría usar. Por ejemplo, se te puede administrar presión positiva continua en las vías respiratorias (CPAP) o presión positiva binivel en las vías respiratorias (BiPAP) para ayudarte con la respiración en la noche.

La causa más común de muerte para las personas con esclerosis lateral amiotrófica es la insuficiencia respiratoria. En promedio, la muerte ocurre entre tres y cinco años después de que comienzan los síntomas. Sin embargo, algunas personas con esclerosis lateral amiotrófica viven 10 años o más.

Problemas para hablar

La mayoría de las personas con esclerosis lateral amiotrófica desarrollan problemas para hablar. Por lo general, esto comienza como una dificultad leve y ocasional a la hora de hablar, pero se vuelve más grave.

El habla eventualmente se vuelve difícil de entender para otros, y las personas con esclerosis lateral amiotrófica a menudo dependen de otras tecnologías de comunicación para comunicarse.

Problemas de alimentación

Las personas con ELA pueden desarrollar desnutrición y deshidratación por el daño a los músculos que controlan la deglución. También tienen mayor riesgo de que entren alimentos, líquidos o saliva en los pulmones, lo que puede causar neumonía. Una sonda de alimentación puede reducir estos riesgos y asegurar una hidratación y nutrición adecuadas.

Demencia

Algunas personas con ELA tienen problemas con la memoria y la toma de decisiones, y algunas finalmente son diagnosticadas con una forma de demencia llamada demencia frontotemporal.

El caso de Miguel, el muchacho mexicano, comenzó un poco antes de cumplir 25 años de edad, lo que se conoce como una variante juvenil de la enfermedad. Los primeros signos fueron debilidad muscular, cansancio, y calambres. También tenía problemas de equilibrio y tropezaba con facilidad.

Con él había varios otros pacientes siendo tratados en un Centro Médico especializado, en México, pero personalmente no llegue a tener contacto con ninguno de ellos. Lo único que supe por medio del tío de Miguel fue que en unos pocos años todos fallecieron a consecuencia de esta enfermedad que, como hemos visto más arriba, es invariablemente fatal y la muerte ocurre entre tres y cinco años después del inicio de los síntomas.

Miguel, por su parte completó la terapia nutricional propuesta por este servidor y se recuperó completamente, y un par de años después, de visita en EE.UU. recién me tocó conocerlo y comprobar su estado totalmente recuperado.

Por esta razón digo que si hubiese tenido oportunidad,

creo que le hubiese podido ayudar notoriamente al Sr. Hawking, y su vida hubiese mejorado considerablemente en todos los aspectos de esta.

Pero no se dio y sólo me resta esperar la oportunidad de ayudar a otros que sufran de problemas similares.

CAPÍTULO **18**

18 ECZEMA

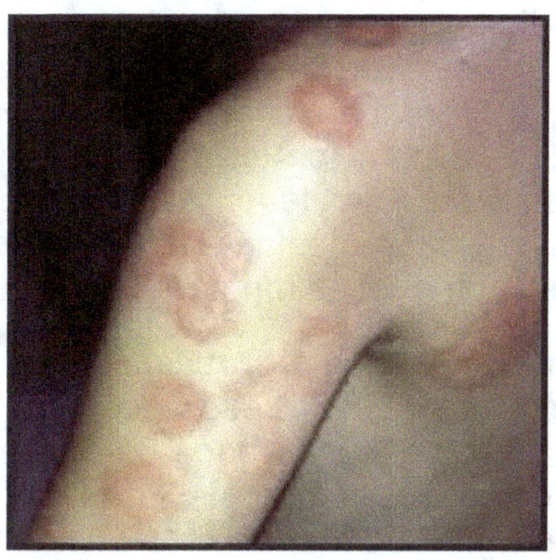

Adriana era una niña de apenas 8 años, y desde hacía 2 años estaba presentando un cuadro, primero agudo y luego crónico de dermatitis, conocido como eczema numular, o discoides.

Su caso era tan lastimoso, que la maestra de su escuela básica la tomó a su cargo para buscar una cura a su problema.

De hecho, había estado en tratamiento con dermatólogos, pero su dolencia no cedía a los tratamientos farmacológicos, y al momento que su maestra me pidió que la tratara tenía lesiones discoides por todo su cuerpo, muchas de ellas aparecían infectadas, producto del gratage provocado por la acción de rascarse.

Personalmente nunca había visto, ni nunca más he vuelto a ver un caso tan abarcante de eczema. Esta pobre niña tenía lesiones desde los pies hasta el cuello, las piernas, los brazos, la espalda, todo el cuerpo.

Debido a que vivían en una ciudad bastante lejana a mi consulta, la maestra me envió fotos de su condición, que era bastante lamentable.

Eran los tiempos previos al celular, a las tabletas y al WhatsApp, así que no fue hasta meses más tarde, en un viaje a otra ciudad cercana, cuando pude verla en forma presencial. Su recuperación le tomó casi un año, gracias a esa noble maestra, una mujer cristiana, que estuvo dispuesta a dedicar su tiempo, sus esfuerzos y sus recursos con el fin de ayudar a su sufriente alumna.

Felizmente, Adrianita se recuperó completamente, y aunque nunca más la he vuelto a ver. En algún baúl con documentos de los años pasados han de estar las últimas fotografías, como testimonio de un final feliz para una tragedia que sigue siendo la de muchas personas en el mundo entero.

CAPÍTULO **19**

19 ASMA BRONQUIAL

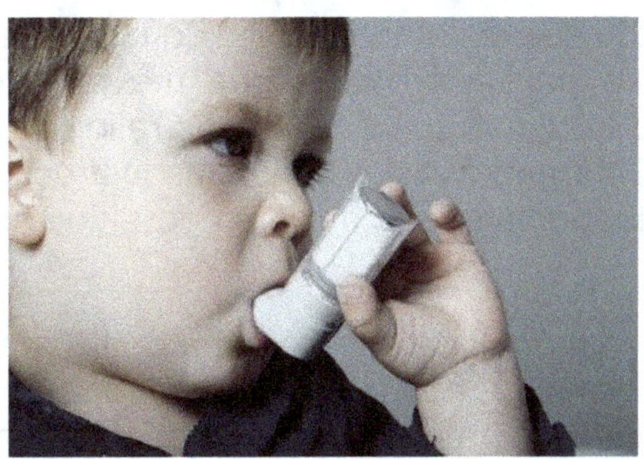

Pedrito tenía sólo 5 años cuando sus padres lo trajeron a mi consulta. Se veía un niño enfermo. Sus padres relataban años de lucha contra esta invalidante dolencia, pero sin mayores resultados a pesar de los inhaladores, las medicinas orales y los cuidados permanentes de cada día y de todos los días.

Era un niño bajo de peso, hipoactivo, que no jugaba como los otros niños, y si lo hacía, pronto se "ahogaba" y tenía que abandonar el juego. No podía correr, no podía gritar, no podía excitarse emocionalmente porque todo desencadenaba los ataques de asma. Además, tenía serios problemas aceptando alimentos.

Según sus padres, el único alimento que le gustaba era la leche y los productos lácteos, y era lo que más consumía.

Paradojalmente, la leche y sus derivados es lo peor que puede comer un niño asmático, y su tratamiento consistió principalmente en sacar los lácteos de su dieta. Para ello me pasé horas enseñando a los padres, principalmente a la madre, como remplazar la leche de vaca o de cualquier otro animal por productos realmente saludables. Felizmente, estos padres jóvenes captaron la idea en toda su extensión y prometieron hacer todo de acuerdo con las instrucciones.

Recuerdo que los atendí un día domingo de tarde, porque esta era una pareja cristiana que me pidió consulta para después de terminar sus actividades religiosas. Se fueron a casa con el compromiso de seguir las instrucciones al pie de la letra, y luego regresar al domingo siguiente a la misma hora.

Apenas después de una semana de tratamiento - que no consistía en mucho más que eliminar los lácteos de su dieta y remplazarlos por alimentos saludables - Pedrito era otro niño. Su madre relataba con entusiasmo cómo habían sido testigos de los cambios en la vida de su hijo; cómo ahora aceptaba con gusto y alegría las legumbres, verduras y frutas que ahora componían su dieta.

Pero, según ella, lo más impresionante fue verlo jugar y correr toda la tarde del día anterior con sus primitos sin el más mínimo signo de agotamiento o ahogos ni los invalidantes ataques de tos que siempre le sobrevenían apenas se esforzaba o corría lo más mínimo.

Con la dedicación y la fe de sus padres, más la bendición del Todopoderoso, Pedrito quedó libre de su gravosa dolencia que le había arruinado gran parte de su corta vida; y mientras siguiera con una alimentación realmente saludable nunca más sufriría otra vez de asma.

CAPÍTULO **20**

20 AMIGDALITIS Y GRIPES FRECUENTES

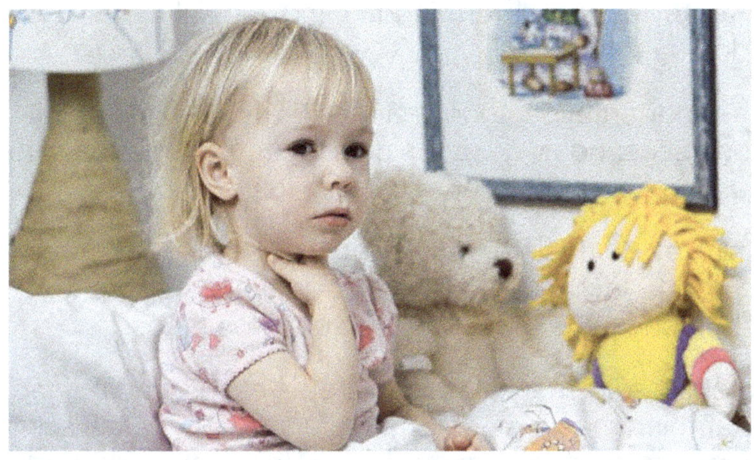

Matías, el nietecito de tres años de un buen amigo había sufrido de lo que su abuelo describía como "resfríos" durante todos los meses de frio, que en el sur de Chile suelen ser hasta 6 meses seguidos, o más. Pero no sólo eran simples resfríos sino que, según la propia madre del niño relataba, al traerlo a la consulta, eran cuadros de bronquitis con amigdalitis aguda, fiebre, dolor, decaimiento, inapetencia y dificultad respiratoria, que la obligaban a mantenerlo en cama y en tratamiento con antibióticos por semanas cada mes, porque no bien se recuperaba de una crisis cuando ya estaba en la siguiente.

El tratamiento, al igual que en el caso anterior, consistió en eliminar completamente los lácteos de su dieta, a lo cual el primero en objetar fue el abuelo, aduciendo que él mismo se había criado con leche de vacas de su misma granja y que la leche que tomaba su nieto era de sus propia vacas.

Aunque nunca supo decirme cómo había sido su propia experiencia de la infancia con este alimento para becerros, pues él, en ese entonces era muy pequeño como para recordar y su madre ahora ya fallecida, no estaba para contar la historia.

Por otro lado, felizmente, no todos los niños reaccionan igual frente a un determinado tipo de alimento y sus derivados.

Lo importante de todo esto es que la madre hizo los cambios necesarios y después de solo unas semanas el nieto andaba chapoteando en el agua; y ni tos le daba.

Otra vez te insisto, hay mucho que decir acerca del impacto de la leche de vaca y sus derivados sobre la salud de los humanos, y especialmente sobre los niños.

Pero no sólo me ha tocado tratar casos pediátricos de asma, también muchas personas adultas, como es el caso de Verónica, una paciente joven de que tenía años de padecer ataques asmáticos.

Realmente ella no creía que pudiera aliviarse modificando su dieta, y fue su esposo el que insistió y la ayudó a probar la terapia nutricional, y los resultados no se dejaron esperar.

MARÍA, una señora joven, madre de dos hermosas niñas, sufría de frecuentes crisis de faringo-amigdalitis. Bastó con cambiarle la dieta, principalmente eliminar los lácteos, para que se recuperara completamente y desaparecieran todas sus crisis.

CAPÍTULO **21**

21 ENFERMEDAD DE PARKINSON

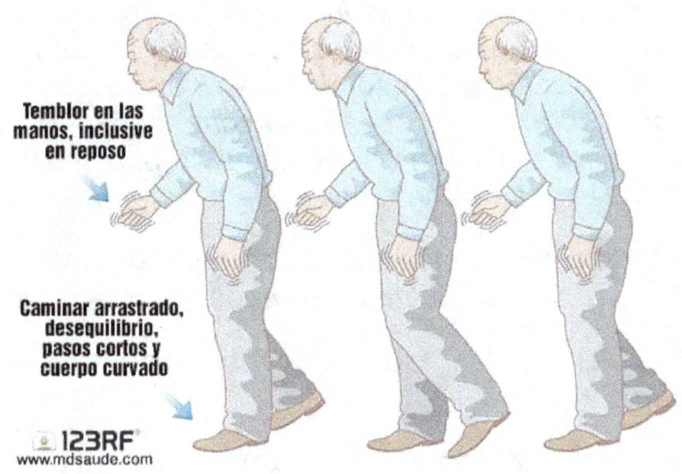

Si bien es cierto que la enfermedad de Parkinson no es considerada una enfermedad autoinmune- aunque hay algunas investigaciones que tienden a demostrar que sí habría un compromiso autoinmune en su desarrollo - he querido incluirla en esta edición debido a la respuesta positiva y alentadora que he visto en algunos de mis pacientes cuando combinamos el tratamiento farmacológico con la terapia nutricional.

Como dato interesante te adjunto que la Enfermedad de Parkinson se llama así en honor al insigne médico británico que la describió en 1817, James Parkinson, quien fue médico clínico, sociólogo, botánico, geólogo y paleontólogo. El describió la enfermedad como "Parálisis Agitante", la cual fue posteriormente denominada como "Enfermedad de Parkinson" por el neurólogo francés y profesor de anatomía patológica, Jean-Martin Charcot en 1861.

No obstante, como he hecho con las otras dolencias referidas también aquí me voy a permitir agregar una breve descripción tomada de lo que las grandes instituciones enseñan acerca de esta enfermedad.

MedLine Plus en Español,

"La enfermedad de Parkinson es un tipo de trastorno del movimiento. Ocurre cuando las células nerviosas (neuronas) no producen suficiente cantidad de una sustancia química importante en el cerebro conocida como dopamina. Algunos casos son genéticos, pero la mayoría no parece darse entre miembros de una misma familia.

Los síntomas comienzan lentamente, en general, en un lado del cuerpo. Luego afectan ambos lados. Algunos son:

-Temblor en las manos, los brazos, las piernas, la mandíbula y la cara

-Rigidez en los brazos, las piernas y el tronco

-Lentitud de los movimientos

-Problemas de equilibrio y coordinación

A medida que los síntomas empeoran, las personas con la enfermedad pueden tener dificultades para caminar o hacer labores simples. También pueden tener problemas como depresión, trastornos del sueño o dificultades para masticar, tragar o hablar.

No existe un examen de diagnóstico para esta enfermedad. Los doctores usan el historial del paciente y un examen neurológico para diagnosticarlo.

La enfermedad de Parkinson suele comenzar alrededor de los 60 años, pero puede aparecer antes. Es mucho más común entre los hombres que entre las mujeres. No existe una cura para la enfermedad de Parkin-son. Existen diversas medicinas que a veces ayudan a mejorar enormemente los síntomas. En casos severos, una cirugía y estimulación cerebral profunda (electro-dos implantados en el cerebro que envían pulsos para estimular las partes del cerebro que controlan el movimiento) pueden ayudar.

Un caso interesante

Una tarde, mientras esperaba en mi automóvil, en el estacionamiento de una Parroquia en el centro de Los Ángeles, donde fui a presentar una conferencia, una dama, algo mayor, se acercó y me pidió que bajara el vidrio de mi ventana. Al saludarme me preguntó si me acordaba de ella, pero antes de que pudiera responder que sí o que no, me comenzó a relatar su historia.

"Hace unos meses yo lo consulté por un problema de enfermedad de Parkinson y Ud. me indicó que no comiera nada de origen animal y tomara un producto que Ud. mismo me vendió, NutraBest , y me dijo que lo tomara en un batido con frutas dos veces por día".

"Bueno, para ser honesta con usted. Doctor, le tengo que decir que al principio no hice todo como me indicó. Pero aun así noté que me hacía bien, decidí seguir las instrucciones al pie de la letra. Eso fue como al mes después"

"Para ese entonces estaba tomando 20 "pastillas" por día, siete para el Parkinson y el resto para diferentes cosas, para la presión, para dormir, para el estómago, para la memoria, para el corazón, para el estreñimiento, relajantes musculares, y más cosas".

"Porque el Parkinson no es pura tembladera, también te dan contracturas musculares, luego te caes sin que te tropieces, o amaneces con dolores en el cuello, o en la espalda sin motivo alguno, no tienes expresión en el rostro, tienes mucho estreñimiento que hasta te hace sangrar…"

En tres minutos, Alexia, la paciente referida, me dio una

cátedra sobre la enfermedad de Parkinson.

Además me contó que el día que decidió seguir las indicaciones al pie de la letra, aferrada a su "fe en Dios", también decidió dejar todas las otras medicinas de lado y quedarse sólo con las del Parkinson, que eran 7 tabletas por día.

(Aunque siempre les insisto a mis pacientes que no abandonen sus tratamientos médicos por su propia cuenta y riesgo, algunos igual lo hacen).

"Es que ya no tengo estreñimiento, no me dan calambres, voy del baño sin ningún problema y duermo desde las 10 de la noche hasta las 6 de la mañana sin tener que levantarme en la noche para nada; no te olvides que antes no podía dormir ni tomando las pastillas".

"Además ya tengo expresión en mi rostro, puedo sonreír. Su tratamiento me cambió la vida! Gracias a Dios y a Ud.".

Por el tema de la pandemia, sumado a prolongados viajes, no he visto a "Alexia" hace unos cinco años, pero he sabido que está bien, pues se contactó con mi esposa hace unos meses.

Aunque por ahí hay gente que, tildándose de "naturópatas", manifiestan animosidad en contra de la medicina farmacológica, en muchos casos – y el Parkin-son es uno de ellos – la combinación de la nutrición correcta con los fármacos actualmente disponibles, resulta ser la mejor terapia.

En mi concepto y experiencia he visto que, si algo le hace mal al organismo, es la comida y la bebida chatarra, junto con la proteína y la grasa animal; sin dejar de mencionar la comida cocinada que pudiera comerse cruda.

MANUEL

Otro paciente con Parkinson, Manuel, sufría un estreñimiento severo al grado máximo. Al punto de "aguantarse" hasta lo imposible para no ir del baño.

Mucho dolor y sangramiento, aun ayudándose con ungüentos lubricantes y guantes quirúrgicos para lograr la evacuación. Todo eso, en parte agravado por los mismos medicamentos, pero sin ellos era peor porque no podía funcionar en su vida diaria.

En el caso de este paciente, hubo una respuesta intestinal realmente dramática, pues ya para el segundo día de tratamiento ya comenzó a ir del baño sin ninguna molestia. Su esposa decía que ahora iba al baño "por gusto".

Según Manuel, era el efecto del NutraBest lo que le alivió el problema del estreñimiento, pero en mi opinión pienso que no fue sólo eso, porque NutraBest no es un medicamento, es apenas un complemento nutricional, y es el cambio en la dieta diaria completa lo que hace la diferencia.

Bueno, para ser justo, las dos cosas.

Porque a otro paciente, don Carlitos, mi vecino de 93 años, a quien, por causa de la pandemia y como emergencia, mientras permanecía en una espera de meses para ser atendido por un neurólogo, yo mismo le comencé el tratamiento farmacológico en conjunto con el tratamiento nutricional.

Aunque, a decir verdad, debido a que vive sólo, aunque bajo la vigilancia permanente de sus hijos, no tiene condiciones de seguir un régimen muy estricto, pero sí debo reconocer que ha sido fiel en el uso del complemento, y eso le ha valido para que ningún día sufriera de estreñimiento, además que la enfermedad se ya ha ido ralentizando.

Resumiendo, te quiero decir que el Parkinson no es algo tan intratable como parece, o que sólo hay que tratarlo con fármacos, pues es una enfermedad degenerativa y responde a la terapia nutricional tan igual como cualquiera otra de las dolencias denominadas "no-comunicables".

Capítulo **22**

22 INFERTILIDAD FUNCIONAL

A través de los años me ha tocado auxiliar a muchas parejas que, a pesar de estar todo "normal" según sus ginecólogos, no conseguían tener hijos.

La he llamado "Infertilidad Funcional" porque, desde el punto de vista orgánico y anatómico, según sus médicos tratantes, todo estaba "normal", por lo tanto el problema tiene que ser funcional o fisiológico. O, más bien, debería decir "fisiopatológico", que es el término correcto.

Aunque la Medicina no lo considere un problema autoinmune, en mi opinión, lo es, especialmente basado en la respuesta positiva que he visto frente al tratamiento regular, que siempre he usado paro los casos autoinmunes.

También he encontrado la explicación de esta respuesta en la Fisiología normal del aparato reproductor, que obedece a los mismos postulados con los que he tratado los casos de asma bronquial mencionados más arriba.

Uno de los primeros casos, entre los muchos que podría relatar, se encuentra uno que podría clasificarse, hasta cierto punto, como anecdótico.

Años atrás, mientras visitaba una librería cristiana, me reconoció una señora quien después de saludarme me dijo: "Doctor, Ud. hace dos años que no visita mi iglesia"

Algo sorprendido le pregunté cómo sabía qué hacía dos años que no visitaba su iglesia. Esto, porque cuando era joven recorría muchas ciudades dando conferencias y atendiendo a la hispanidad del Sur de California, aunque todavía lo hago, sólo que con menos frecuencia.

Ella me contestó: "¿Se acuerda de esa pareja que atendió en mi casa porque no podían tener familia? Pues a los tres meses la muchacha se embarazó, y el bebé ya tiene un año"

Sus cuentas estaban correctas, 3 meses de tratamiento, más 9 de embarazo, más un año de edad del bebé, completaban 2 años.

Otro caso es el de una pareja joven, en que el esposo es médico, a quienes, específicamente a la esposa, cuando me enteré de que estaban batallando para tener familia, le regalé un folleto que yo había escrito sobre el tema.

Nunca me mencionaron nada, pero luego de eso la muchacha se embarazó, y finalmente tuvieron tres hijos.

Pero hay otros casos, como el de un amigo de la infancia quien un día me platicó que su hija estaba queriendo tener familia y ya por casi 5 años no conseguían su objetivo.

Le pedí que trajera a su hija a la consulta, con la advertencia de que trajera todos los estudios y exámenes que ya le habían hecho sus médicos para asegurarme que todo lo orgánico y anatómico estaba normal, como él mismo me habla informado. De hecho, y felizmente para su hija, todo estaba normal.

Recuerdo que era el mes de Septiembre, y pensando en el caso de la dama que se había embarazado a los tres meses, según la señora que me encontró en la librería, le dije textualmente: " Si haces las cosas bien, al pie de la letra, el próximo año, para esta fecha, abrazarás un hijo".

Para los que conocen la historia bíblica, estas fueron las palabras que el profeta Eliseo le hablo a aquella mujer sunamita,   una mujer que, aparentemente, sufría de infertilidad, cuando le prometió que tendría un hijo.

(Digo, aparentemente, porque bien pudo haber sido el esposo el del problema, y no necesariamente la esposa. (2 de Reyes 4:8-17)).

Profeta o no, la verdad es que me equivoqué, porque al mes siguiente, en Octubre, la hija de mi amigo se embarazó, y el bebé, una niña nació en Julio. Más tarde tuvieron otra hija, y ahora querían saber cómo no tener más hijos.

Hace un par de años, estando por Chile, encontré a muchachito de 15 años que me vino a saludar porque sus padres le habían platicado que él había nacido como resultado del tratamiento que este servidor les había indicado a sus padres, que no conseguían tener familia.

Conozco muy bien a sus padres, y siempre que los encuentro me alegra verlos con una linda familia de tres hijos.

CAPÍTULO 23

23 LOS OCHO REMEDIOS NATURALES

Introducción

Remedios naturales hay más que simplemente ocho, pero esta agrupación ha sido usada por algunos grupos llamados "higienistas" desde mediados del siglo antepasado.

El Higienismo nació en EE.UU. en 1829 con Luis Kuhne, un seguidor del sacerdote alemán Sebastián Kneipp, quien predicaba la salud a través de la Hidro-terapia, en una época en que el conocimiento fisiopatológico sobre las diversas enfermedades era muy incipiente y los mecanismos preventivos de las mismas estaban aún en pañales.

Al uso del agua se le fueron agregando otros principios naturales considerados beneficiosos para la salud, tales como la luz solar, el aire puro , una dieta saludable, el ejercicio, el descanso, etc.

Estos ocho remedios incluyen específicamente:

1. Aire Puro

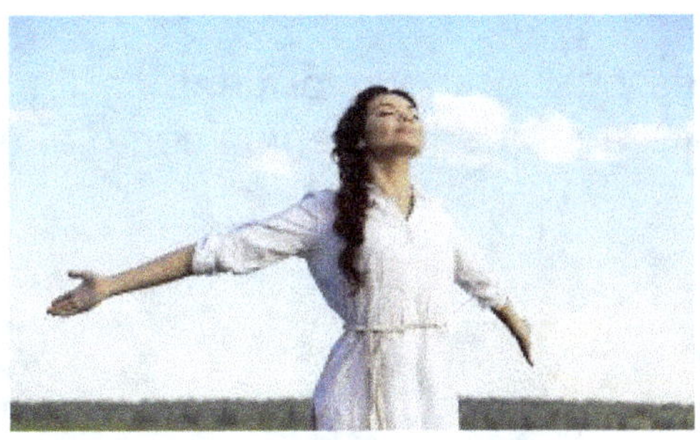

Nuestros pulmones tienen una Capacidad Vital, es decir, todo el aire que pueden movilizar entre una inspiración máxima y una expiración completa, de 4 ½ litros de aire.

Sin embargo, el aire que normalmente movilizamos en estado de reposo no pasa de ser más de ½ litro.

Es decir ocho veces menos de lo que somos capaces, y de ese ½ litro una buena parte, 30%, queda detenido en las vías respiratorias.

Además, el aire que respiramos continuamente es solo s 21% oxígeno, el resto es nitrógeno, y algún otro gas contaminante.

En otras palabras, estamos continuamente "semias–fixiados", y nuestras células, que dependen del oxígeno del aire para todas sus funciones, no logran realizar su trabajo en forma óptima, contribuyendo al desarrollo e instalación de diversas enfermedades y dolencias.

Ejercicios respiratorios.

Al igual que la inmensa mayoría de las personas tienes que aprender a respirar.

Una buena técnica es, frente a una ventana abierta, o al aire libre, (mejor si es aire de montaña), inspirar lento y profundo lo más que puedas, contener la respiración por 4-5 segundos, y luego exhalar lento y completamente todo el aire inspirado.

Incluso es bueno soplar al final, a fin de eliminar esa porción de aire que queda retenido como aire residual.

2. Sol

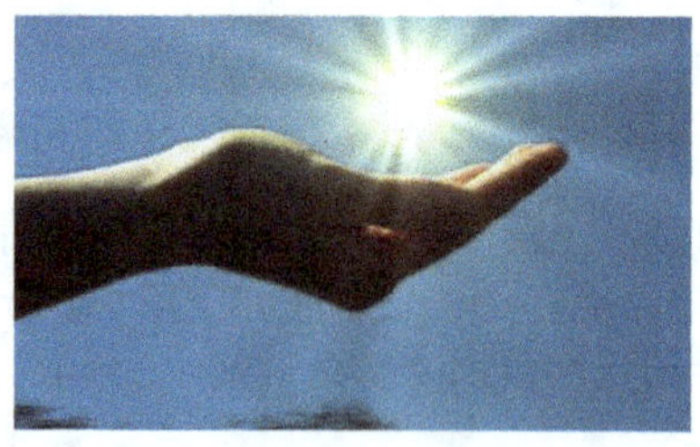

Para nadie es desconocido que la exposición a la luz solar favorece la formación de vitamina D, una vitamina que es esencial en la absorción y deposito del calcio.

Pero ese no es el único beneficio de la luz solar.

La luz del sol regula la formación de melatonina, que es una hormona muy importante a la hora de dormir.

La melatonina se produce durante las horas de oscuridad, pero su producción será mayor si la persona se expone a una mayor cantidad de luz solar durante el día.

Las investigaciones indican que una hora de luz natural por la mañana ayudará a dormir mejor. La luz solar regula el ritmo circadiano, (cercano al día), de la melatonina diciéndole al cuerpo cuándo aumentar o disminuir los niveles esta hormona. Por lo tanto, cuanta más exposición a la luz del día, mejor será su producción a la hora de dormir.

La luz solar favorece la producción de serotonina, la hormona que regula el estado de ánimo, aliviando la depresión

Reduce el estrés y la presión arterial, al producir vasodilatación y relajación mental y física.

Mejora el metabolismo, favoreciendo el control del peso, fortalece los huesos y los músculos, alivia dolencias autoinmunes, como la psoriasis, el eczema y el acné, favorece la función cardiovascular, y la cicatrización de las heridas, mejora las defensas, estimulando la producción de glóbulos blancos. E incluso, se ha demostrado un efecto positivo en la terapia tumoral.

3. Agua

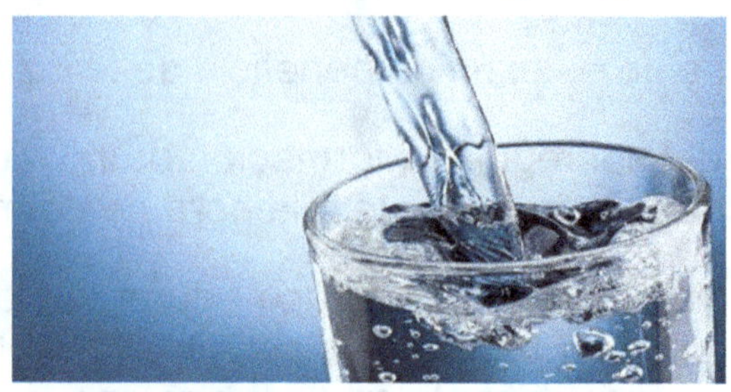

El agua es el componente químico principal del cuerpo y representa aproximadamente del 50 % al 70 % del peso corporal. Tu cuerpo depende del agua para sobrevivir.

Cada célula, tejido y órgano del cuerpo necesita agua para funcionar correctamente.

Entre otras cosas, el agua:

Elimina los desechos a través de la orina, la transpiración y las deposiciones.

Nuestros riñones, funcionando en forma normal, producen 1mL de orina por minuto. Esto es casi 1.5 litros de agua. Las deposiciones arrastran otros 0.2 o más agua por día.

La sudoración y evaporación, en tiempos de calor, o al hacer ejercicio o deporte, puede significar otros 0.3-0.5 litros por hora, dependiendo del tiempo y el tipo de ejercicio realizado, y de la temperatura ambiente.

El hablar por tiempos muy prolongados, como en el caso de maestros, predicadores y conferencistas, la pérdida de agua puede ser significativa, unos 0.3- o.5 L por día.

El agua también:

- Mantiene la presión arterial y venosa

- Mantiene la temperatura del cuerpo en niveles normales
- Lubrica y amortigua las articulaciones
- Protege los tejidos sensibles

La falta de agua puede provocar deshidratación, un trastorno   en el cual el cuerpo no puede llevar a cabo sus funciones normales, puede resultar cansancio y estrés.

Entonces, ¿cuánto líquido necesita el adulto promedio y saludable que vive en un clima templado? Las Academias Nacionales de Ciencias, Ingeniería y Medicina de los EE. UU. proponen que una ingesta diaria adecuada de líquidos es la siguiente:

1. Aproximadamente 3,5 litros de líquidos al día para los hombres
2. Aproximadamente 2,5 litros de líquidos al día para las mujeres

Estas recomendaciones cubren los líquidos del agua, bebidas y alimentos. Aproximadamente 1/5 de la ingesta de líquidos diaria suele provenir de los alimentos y el resto de las bebidas.

Probablemente hayas escuchado que debes beber 8 vasos de agua por día, esos son 2 L. Es fácil de recordar y es un objetivo razonable.

La mayoría de las personas sanas pueden mantenerse hidratadas bebiendo agua y otros líquidos siempre que sienten sed; aunque lo ideal es no esperar a sentir sed para beber agua.

Para algunas personas, menos de ocho vasos al día puede ser suficiente. Pero otras personas pueden necesitar más.

4. Ejercicio

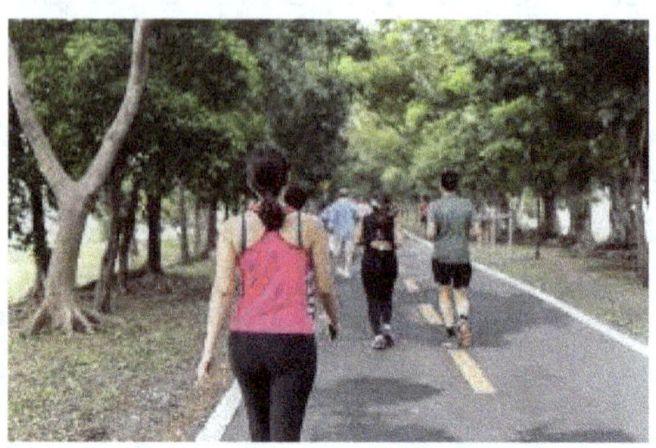

Los beneficios para salud del ejercicio regular y la actividad física son difíciles de ignorar. Todas las personas se benefician del ejercicio, sin importar la edad, el sexo, o la capacidad física.

El ejercicio no sólo da vida a tus años, sino también agrega años a tu vida, dándote salud y felicidad. ¿Quieres sentirte mejor, tener más energía? Solo tienes que hacer ejercicio.

Cualquier cantidad de actividad es mejor que ninguna. Para cosechar los beneficios del ejercicio, sólo tienes que estar más activo a lo largo del día: sube las escaleras en lugar de usar el ascensor o acelera el ritmo de tus tareas domésticas. La consistencia es la clave.

El mejor ejercicio es caminar. Lo ideal es caminar el mayor tiempo posible. Una hora por día es lo recomendable, aunque no necesariamente tiene que ser todo de una vez, ni todos los días.

Se puede dividir en dos o tres sesiones de 30 o 20 minutos a la vez. Esto es 10 o 15 minutos de ida y otros 10 o 15 de vuelta. Dos o tres veces al día.

5. Descanso

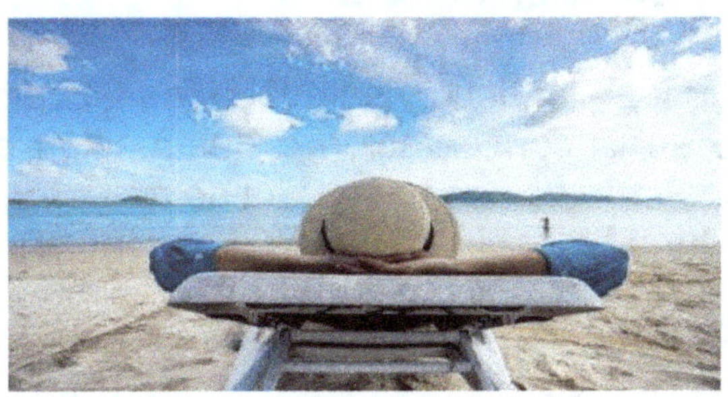

Así como el ejercicio es recomendable para tener buena salud, el descanso también es fundamental.

Después de cualquier actividad física exigida, el cuerpo exige un tiempo adecuado de descanso, a fin de reponer las energías y reparar cualquier desgaste.

El sueño es la forma más adecuada de descanso pues no sólo repara el desgaste físico y mental, al recuperar la energía muscular y nerviosa, sino primordialmente el desgaste hormonal y enzimático.

Entre esas hormonas se destaca la serotonina que, como ya vimos, es la hormona que regula el ánimo y la energía vital, y que se altera en los trastornos depresivos.

Lo normal es dormir entre 7-9 horas por día. Menos de ese tiempo no es suficiente para despertar completamente recuperado.

Hay estudios que muestran que dormir más de 9 horas por día, o menos de 7, puede acortar la vida hasta en 5 años.

Además, dormirse demasiado tarde también es perjudicial. Se dice que 1 hora de sueño antes de la media noche, puede equivaler hasta por 2 horas después de ese tiempo.

6. Alimentación Saludable

Un régimen alimenticio saludable es tal vez el factor más importante en la conservación o destrucción de la salud, y muy especialmente cuando se trata de recuperar la integridad frente a alguna dolencia como las descritas en esta edición.

7. Abstinencia

Nunca insistiremos demasiado en los efectos deletéreos sobre la salud y la integridad física provocados por el alcohol, las drogas y cualquier sustancia adictiva que se use y abuse.

Lo más seguro y saludable será siempre mantenerse lo más alejado posible de su consumo, y de quienes te inviten a consumirlos.

8. Fe en Dios

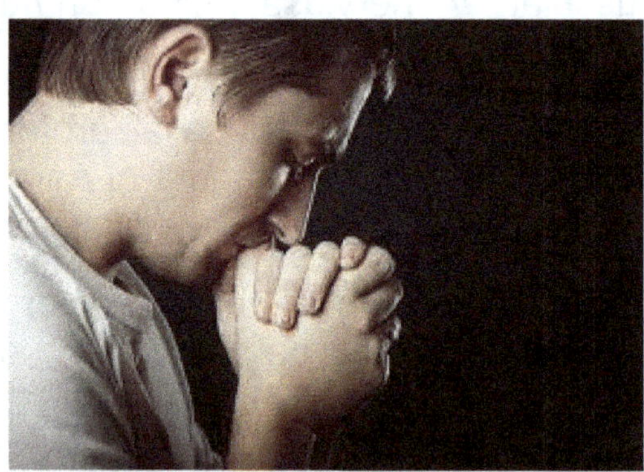

Innumerables estudios realizados por prestigiosas universidades en el mundo entero han comprobado que la fe y la creencia en Dios, son fundamentales en la recuperación y conservación de la salud.

Quienes confían en Dios Todopoderoso, o tienen amigos o familiares que ruegan a Dios por ellos, tienen mayor y mejor recuperación que aquellos que no creen o no tiene a nadie que interceda por ellos.

En última instancia, cualquier cosa buena, como la recuperación de la salud, no puede venir de nadie sino del Gran Creador de nuestros organismos.

Hay una autora cristiana, que vivió el Higienismo en todo su apogeo durante gran parte del siglo mencionado, quien hace importantes recomendaciones sobre el uso y los beneficios de estos ocho remedios naturales.

Aunque esta misma autora, en otros escritos parece reducir este grupo de ocho remedios a solamente dos cuando leemos textualmente "en nueve casos de cada diez si comieran en forma temperante e hicieran ejercicio saludable recuperarían la salud y ahorrarían sufrimiento y dinero" (White, Consejos Sobre Salud, párrafo 453), mencionando solamente la dieta y el ejercicio como suficientes.

Sin embargo, esto no es una negación de los otros seis, que de igual manera están incluidos en estos dos, pues no debemos olvidar que hace dos siglos atrás, hablando en términos prácticos, el único ejercicio era caminar, labrar la tierra y cortar leña. No había gimnasios ni bicicletas estacionarias, ni trotadoras, etc.

El ejercicio se practicaba al aire libre, a pleno sol, por lo tanto sudabas mucho y necesitabas mucha agua, y el descanso era algo obligatorio incluso durante el día;   la bienvenida "siesta", que aún hoy se practica en forma regular en muchos lugares.

Capítulo 24

24 Las Bases Del Tratamiento Nutricional

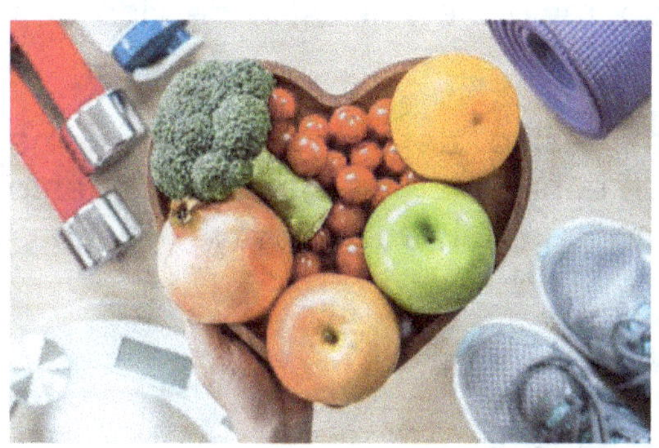

Como bien ha sido demostrado hasta aquí, tanto los casos de cáncer como todas las enfermedades autoinmune descritas, (esclerodermia, fibromialgia, lupus, artritis, etc.) responden sorprendentemente bien al tratamiento nutricional, con recuperaciones completas y permanentes.

Por otro lado, es de notar que todas las descripciones hechas por las entidades de salud mencionadas concuerdan, sin mayor lugar a discusión, que para las enfermedades autoinmune simplemente no hay cura; incluso también es común que digan que "no se ha probado ninguna efectividad con tratamientos nutricionales, y no se sabe si las enfermedades mejoran o empeoran con esas terapias".

Honestamente, no sé a qué terapias se refieren, porque lo que yo he visto y sigo viendo a diario, como he relatado en esta publicación, todos mis pacientes que han hecho las cosas correctamente se han recuperado, y cuando han recaído en su forma errónea de alimentarse, también han recaído en sus dolencias, como ellos mismos relatan.

Todo lo cual confirma que hay cura, aunque haya quienes

la nieguen, pero desconozco absolutamente en qué se basan para hacer tales afirmaciones.

El tratamiento nutricional propuesto parte de la base de que, entre las enfermedades denominadas "no comuni-cables", ocho o nueve de cada diez tienen su origen, y por lo tanto su recuperación, en el estilo de vida de las personas afectadas.

Dentro del estilo de vida podríamos mencionar tres elementos que sobresalen en importancia, tanto para el lado negativo como para el lado positivo de una determinada patología:

1. La dieta habitual,

2. El sedentarismo, y

3. El grado de estrés.

Sin embargo, antes de hablar cualquier cosa acerca de la dieta habitual de las personas, déjame explicarte un par de conceptos muy generales sobre Nutrición que te van a ayudar a entender mejor cómo una adecuada alimentación hace toda la diferencia entre la salud y la enfermedad:

Todos los alimentos aportan básicamente dos tipos de nutrientes:

1. Macronutrientes (proteínas, carbohidratos y aceites); y
2. Micronutrientes (vitaminas, enzimas, minerales, antioxidantes, oligoelementos, etc.), los cuales se encuentran en forma abundante en la naturaleza.

Hoy se dice que habría unos 100,000 micronutrientes en los alimentos crudos y naturales, pues los micronutrientes se destruyen al procesar los alimentos (refinar, industrializar etc.) y al cocinarlos, dado que no resisten mucha

150

temperatura, los macronutrientes, se conservan.

Pero sin micronutrientes, el cuerpo no puede utilizar adecuadamente los macronutrientes y los almacena como grasa (y te hace engordar y te enferma).

Los micronutrientes son como los clavos y tornillos en la construcción o reparación de una casa de madera. Puedes tener toda la madera que necesites, pero si no tienes clavos o tornillos para unirla nunca podrás construir o reparar nada. Sin micronutrientes, el cuerpo, falla en sus funciones más vitales, como lo son el crecimiento, la memoria, la eliminación de toxinas, y la reparación de órganos desgastados o traumatizados; dando lugar al desarrollo de "disfunciones" que se expresan en síntomas, que la Ciencia Médica agrupa como enfermedades y que trata con fármacos químicos, muchas veces a usar "de por vida". Un alimento que ha perdido sus micronutrientes se llama chatarra.

Por otro lado, ocho a nueve de cada diez dolencias se deben a una falta crónica de micronutrientes en la dieta: desde el sobrepeso hasta diabetes, fibromialgia, lupus, artritis, osteoporosis, párkinson, demencias y cáncer Y, por lo tanto, el remedio para todas ellas, es aportar micronutrientes, porque el cuerpo los necesita para procesar los macronutrientes, y los "pide".

Infelizmente, la única forma que el organismo tiene para "pedir" nutrientes es a través del hambre, aunque esta es un hambre "patológica", es decir, no es un hambre normal; lo que explica en parte el hecho de que la persona, aunque esté obesa, esté siempre pensando en la comida, o buscando algo para comer, creando un ciclo vicioso imposible de romper sin ayuda externa; porque, te repito, sin micronutrientes el cuerpo no puede procesar los macro‐nutrientes y los almacena en forma de grasa, agregando cada días más peso y generando más enfermedades.

Entonces, si la falta crónica de micronutrientes conduce a alteraciones funcionales que se expresan en síntomas que la Ciencia Médica agrupa en enfermedades, un aporte suficiente y constante de los mismos obligadamente producirán el efecto contrario, es decir, corregir las alteraciones funcionales, eliminando los síntomas, y desapareciendo la determinada enfermedad.

Así de simple, eso es todo, no hay más, como en los casos arriba descritos.

Por otro lado es importante que aprendas y recuerdes que todas estas enfermedades, de una u otra manera, están directamente relacionadas con el efecto deletéreo de la proteína y la grasa animal sobre el organismo humano; y no tiene caso que me explaye sobre este punto pues en la internet hay mucha información al respecto, sólo que hay que darse el trabajo de buscarla y seleccionar lo que realmente es salud de lo que es puro negocio.

Sorprendentemente, quienes entienden algo sobre nutrición, especialmente sobre micro nutrición, aparentemente se han esforzado como para hacer las cosas más complicadas que lo que realmente son, y se complacen en buscar nombres exóticos o formulas complejas, difíciles hasta de leerlas para quien las necesita.

Pareciera que mientras más desconocido, o novedoso, o difícil de preparar, es un producto más efectivo será, o será el único efectivo, en desmedro de otros comunes y sencillos, fáciles de adquirir que están en todos lados.

Para nadie es desconocido que los productos de moda en el mercado actual se han hecho imprescindibles y forman parte de la alacena de cualquier familia de barrio, tales como la chía, la quínoa, la maca, por nombrar algunos.

Alimentarse para recuperar la salud es mucho más simple que el uso de productos escasos y hasta caros que en ocasiones sólo contribuyen a dificultar una terapia más que a facilitarla.

En el caso de las enfermedades autoinmunes y el cáncer, la dieta y el estilo de vida a seguir es muy simple y sencillo, cualquiera lo puede practicar, no importa dónde esté ni cuánto dinero tenga.

El programa en detalle es el siguiente.

1. Eliminar todo alimento de origen animal, especialmente lácteos y sus derivados.
2. Por tanto no leche, ni queso, ni quesillo, ni yogurt, ni helados, ni chocolates, ni dulce de, ni nada que tenga leche; ya sea de bovino, ovino, caprino, equino, porcino, etc.
3. También nada de productos cárneos ni sus derivados.
4. Esto es nada de carne, de ningún color, porque hay quienes piensan que la carne blanca (pollo, pescado, marisco, etc.) no es carne, aunque el mismo término "carne blanca" te está diciendo que es carne.

En este punto, hay muchas personas que piensan que carne es sinónimo de proteína, y que la única fuente de proteína es la carne, y les surge la duda sobre la calidad nutricional de la dieta propuesta.

A ellos les digo que es cierto que la carne contiene proteínas, y también es cierto que el cuerpo humano necesita proteínas en cierta cantidad, pero necesitan saber que la carne no es la única fuente de proteínas que nuestro organismo puede usar, y que no toda la carne es proteína.

De hecho, la carne, que es el musculo de un animal, contiene solamente un promedio de 20% de proteína, (aunque haya quienes exageran y sostienen que es hasta el doble de esa cantidad lo cual no es cierto), pero otros alimentos como los frijoles negros (porotos, habichuelas) contienen proteína entre 22 y 24 %; la avena hasta un 24%, y las lentejas 23%. También hay proteínas en las verduras y las frutas, aunque en mínima cantidad.

El problema surge porque se ha exagerado los requerimientos diarios de proteínas y se ha hecho mucho comercio con respecto a este tema.

Por otro lado, se ha denigrado el valor de las proteínas vegetales, diciendo que son de baja calidad y que no son suficientes para el ser humano, y que si no comes carne te vas a debilitar; en circunstancias que lo contrario es la verdad.

Los animales más grandes como el elefante, el rinoceronte, el hipopótamo, el búfalo, la jirafa, etc., no comen carne, sólo vegetales; y pesan toneladas.

CAPÍTULO 25

25 NUTRABEST

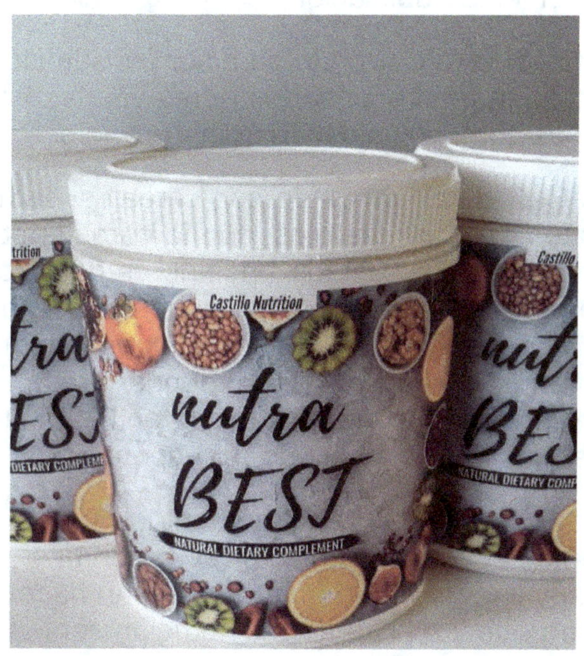

A manera de facilitar las cosas, y como parte de la ayuda que siempre he querido ofrecer a mis pacientes, con el correr de los años me he dado a la tarea de desarrollar una formula compuesta de micronutrientes que facilitan mucho los cambios en el régimen alimenticio.

El producto en sí se vende bajo el nombre de "NutraBest", y se distribuía a través de Amazon, en EE.UU.

Pero lo hemos retirado de Amazon temporalmente, y lo enviamos directamente a nuestros pacientes que lo solicitan, en toda la Unión Americana

De paso, te invito a revisar nuestra página www.pesoysalud.net (o simplemente pesoysalud.net) y allí informarte un poco más acerca de NutraBest.

En USA sólo lo tienes que ordenar a los teléfonos ofrecidos en esta publicación.

NutraBest está diseñado para ser consumido en licuados picadillos de frutas frescas, dos a tres veces, o más por día, antes de las comidas, con el estómago vacío.

NutraBest está formulado con cereales, semillas y otros ingredientes integro-naturales, con la característica especial de estar todos en su estado original, es decir, crudos; y no tiene preservadores, ni azúcar, ni saborizantes, ni aditivos de ninguna especie, por lo que se recomienda mantener el producto en lugar fresco y seco, donde puede mantener su integridad durante meses, aunque se entiende que si alguien lo adquiere es para consumirlo sin esperar más tiempo.

NutraBest es un complemento nutricional, no un suplemento, y su intención es, además de aportar micronutrientes, ayudar a quienes desean hacer cambios en su estilo de vida, en el área de la nutrición personal, y no tiene contraindicaciones de ninguna especie, tanto en adultos como en niños y ancianos.

NutraBest es una buena fuente de fibra dietética, hierro, calcio, magnesio, zinc, cobre, manganeso, flúor, proteína , carbohidratos, aceites naturales, omega3, omega6, fitosterol, vitamina E, antioxidantes, glutamina, vitamina D, betaglutano, vitamina K, vitamina C, folatos, vitamina B6 , B5, selenio, acido linoleico, tiamina, acido nicotínico (B3), vitamina B9, acido pantoténico, colina, rutina, cucurbitina, potasio(mínimo), sílice, fósforo, enzimas (catalasa, amilasa, diastasa, diaforasa, pectasa, dehidrogenasa láctica, fosatasa, sacarasa), aminoácidos: alanina, arginina, cistina, glicina , histidina, lisina, isoleucina, fenilalanina, triptófano y otros.

NutraBest ha sido usado eficazmente como complemento nutricional en cáncer, diabetes, artritis, impotencia, osteoporosis, anemia, lupus, Parkinson, esclerodermia, hipertensión, depresión, estreñimiento crónico, migrañas, caída del cabello, cansancio crónico, estrés, infertilidad funcional, senilidad, memoria, insomnio, desconcentración, nerviosismo, y muchas otras

Aparte de los casos mencionados en los cuales se ha usado NutraBest, hay muchos otros casos de gente que ha reportado beneficios:

Roberto, residente de Los Ángeles, California, sufría dolor de cabeza, tipo migraña, por más de 25 años. Consumió NutraBest por 6 meses, y se despidió definitivamente su dolor de cabeza. La última vez que vino a recoger un frasco con este producto, le pregunté si de veras le estaba ayudando. Su respuesta fue: " Si no me ayudara no vendría de tan lejos a buscarlo" .

Patricio, un amigo que es diabético, aparte de usarlo para detener su diabetes, lo usa también, desde hace varios años para conservar y reforzar su potencia masculina. A sus 64 años relata cuán satisfecho está con su NutraBest.

Gume, el tío de Miguel, el muchacho con ELA, y que era quien le llevaba el NutraBest a su sobrino a México, también le llevaba a su anciana madre quien, por su senilidad, no toleraba ni apetecía ningún tipo de alimento, excepto NutraBest, y esto era lo único que consumía (con frutas por supuesto) y así vivió nada menos que otros diez largos años, gozando de sus hijos, nietos y bisnietos.

Pero Gume no paró ahí. Hablando con él acerca de su sobrino, me contó que tenía "una prima que no retenía los bebés, y su esposo que es médico la amenazaba con divorciarla porque no le daba hijos. Entonces, Gume, le compartió un bote de NutraBest, y asegura su prima fue capaz de retener los bebés durante todo el embarazo. Ahora tiene dos hijos.

Además, me contó que el esposo de su prima tiene un problema cardíaco congénito, y estaba pasando muy mal, pero usando NutraBest se ha recuperado notoriamente al punto de seguir trabajando como médico.

En otra ocasión, una dama de otro estado, fuera de California, adonde había dado algunas conferencias, me llamo al celular para preguntarme qué exactamente contenía el NutraBest, porque, según relataba, se lo había dado a tomar a su hijo y ya para el tercer día, comenzó a detestar el cigarrillo.

Felizmente el muchacho dejo de fumar.

Mi experiencia ha sido mayormente con adictos al alcohol y las drogas, con muy buenos resultados. Pero no quiero dejar de mencionar a los adictos a la comida, que son los que más se benefician, rebajando de peso y recuperando su salud.

Un último caso para mencionar es el de una señora ya mayor que encontró en una conferencia y me preguntó "Doctor, qué fue lo que le dio a mi esposo?"

-Le di micronutrientes, señora.

¿Qué sucedió? ¿Pasó algo malo?

- "Se ha puesto juguetón", fue su respuesta.

NutraBest ha sido usado para numerosas dolencias y malestares, aún más allá de la intención inicial de su formulación.

Siempre habrá quienes atribuyan algún efecto mágico a un determinado producto, y lo consideren como una panacea, lo cual podría considerarse más como un efecto placebo que de cualquier otra naturaleza.

Sin embargo, placebo o no, es posible, como ya se

mencionó más arriba, que haya patologías que ni aún se sospecha su conexión nutricional, especialmente dentro del ámbito de los micronutrientes, y que sea esa la razón, y no la magia, de su efecto positivo en las personas que las padecen.

Mi recomendación siempre será que, siendo que es alimento, un complemento nutricional, difícilmente no será de utilidad para quien lo use.

En USA se puede ordenar por mensaje de texto a los siguientes teléfonos:

+1 909-490-2297   y   +1 909-645-6698

En Chile: +56 9 9389 4616

El Cáncer y Enfermedades Autoinmunes, en muchos casos, como hemos visto, pueden ser tratados por una nutrición adecuada. Este libro presenta casos de Cáncer y algunas enfermedades tratados con nutrición específica. No intenta eliminar los tratamientos propuestos por médicos especialistas. Toda la narrativa es comprensible y amigable.

Nota.- El contenido de este libro no intenta ser un instrumento curativo. Si hay algún contenido que le sea necesario o lo crea adecuado, consulte al autor.

Para consultas médicas con el autor comuníquese al teléfono +56 9 9389 4616, de Chile.

Notas

www.ingramcontent.com/pod-product-compliance
Lightning Source LLC
Chambersburg PA
CBHW050726260726
48661CB00001B/94